ブラックジンジャーで

強・美・育
筋筋筋

Black Ginger

編著●ブラックジンジャー研究班　学術監修●丸善製薬株式会社

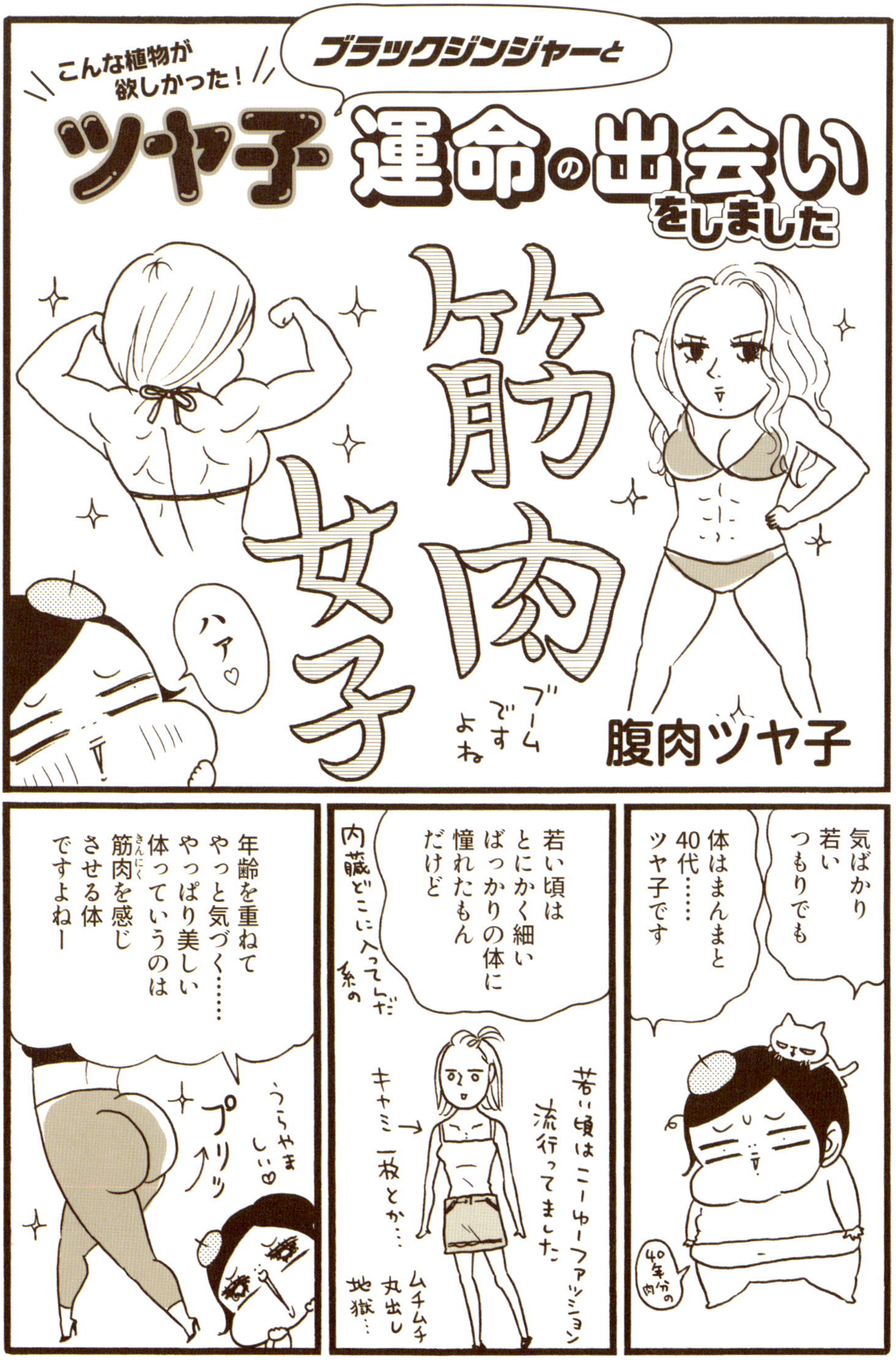
こんな植物が欲しかった！
ブラックジンジャーと
ツヤ子 運命の出会いをしました
筋肉女子
ハア♡
ブームですよね
腹肉ツヤ子
気ばかり若いつもりでも
体はまんまと40代……
ツヤ子です
40年分の肉
若い頃はとにかく細いばっかりの体に憧れたもんだけど
内臓どこに入ってんだ系の
若い頃はニーゆーファッション流行ってました
キャミ一枚とか…
ムチムチ丸出し地獄…
年齢を重ねてやっと気づく……やっぱり美しい体っていうのは筋肉《きんにく》を感じさせる体ですよねー
プリッ
うらやましい♡

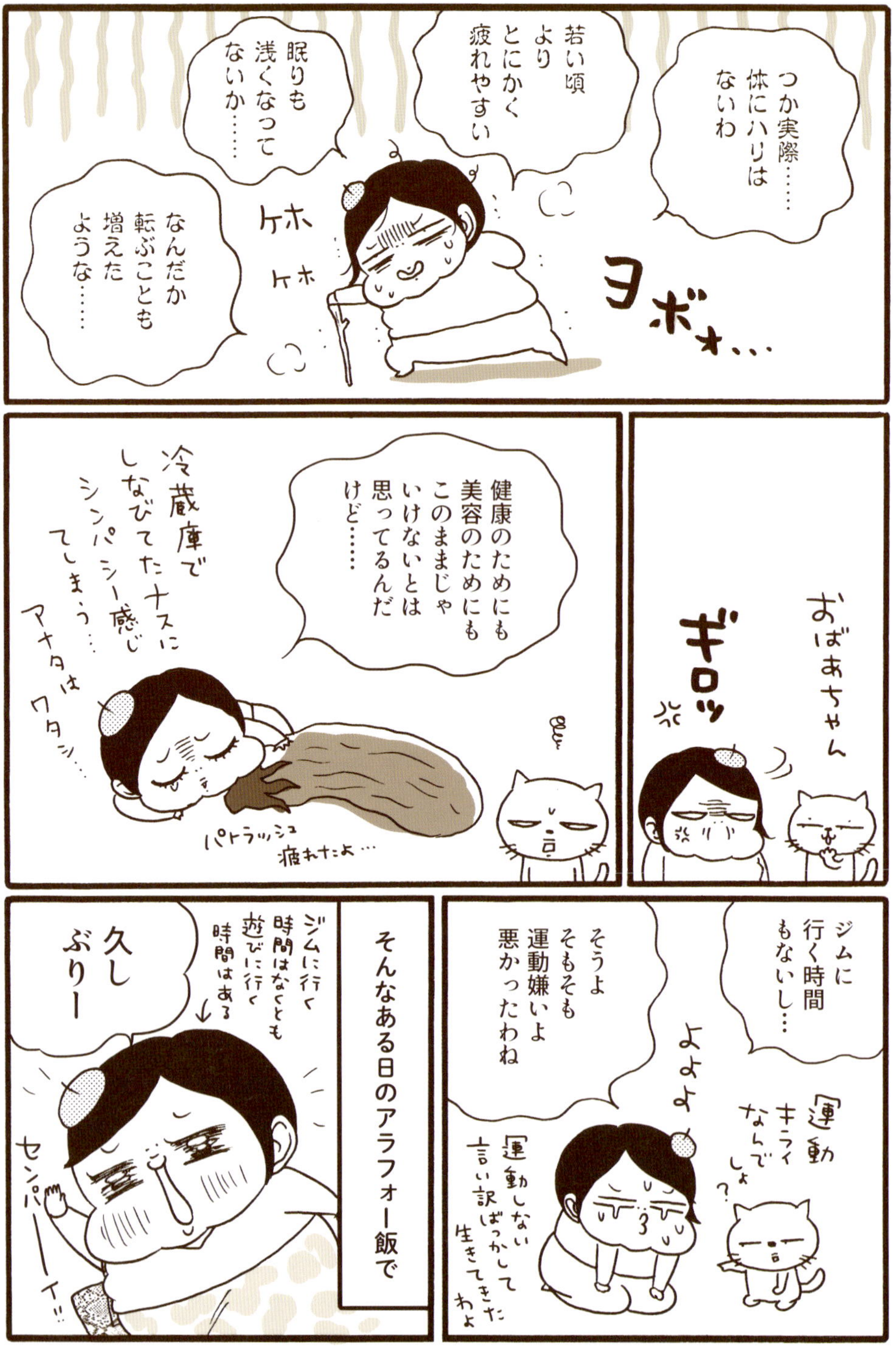

つか実際……体にハリはないわ
若い頃よりとにかく疲れやすい
眠りも浅くなってないか……
なんだか転ぶことも増えたような……
ケホ
ケホ
ヨボォ…
おばあちゃん
ギロッ
健康のためにも美容のためにもこのままじゃいけないとは思ってるんだけど……
冷蔵庫でしなびてたナスにシンパシー感じてしまう…
アナタはワタシ…
パトラッシュ疲れたよ…
ジムに行く時間もないし…
そうよそもそも運動嫌いよ悪かったわね
よよよ
運動キライならでしょ？
運動しない言い訳ばっかして生きてきたわよ
そんなある日のアラフォー飯で
久しぶりー
ジムに行く時間はなくとも遊びに行く時間はある
センパーイ!!

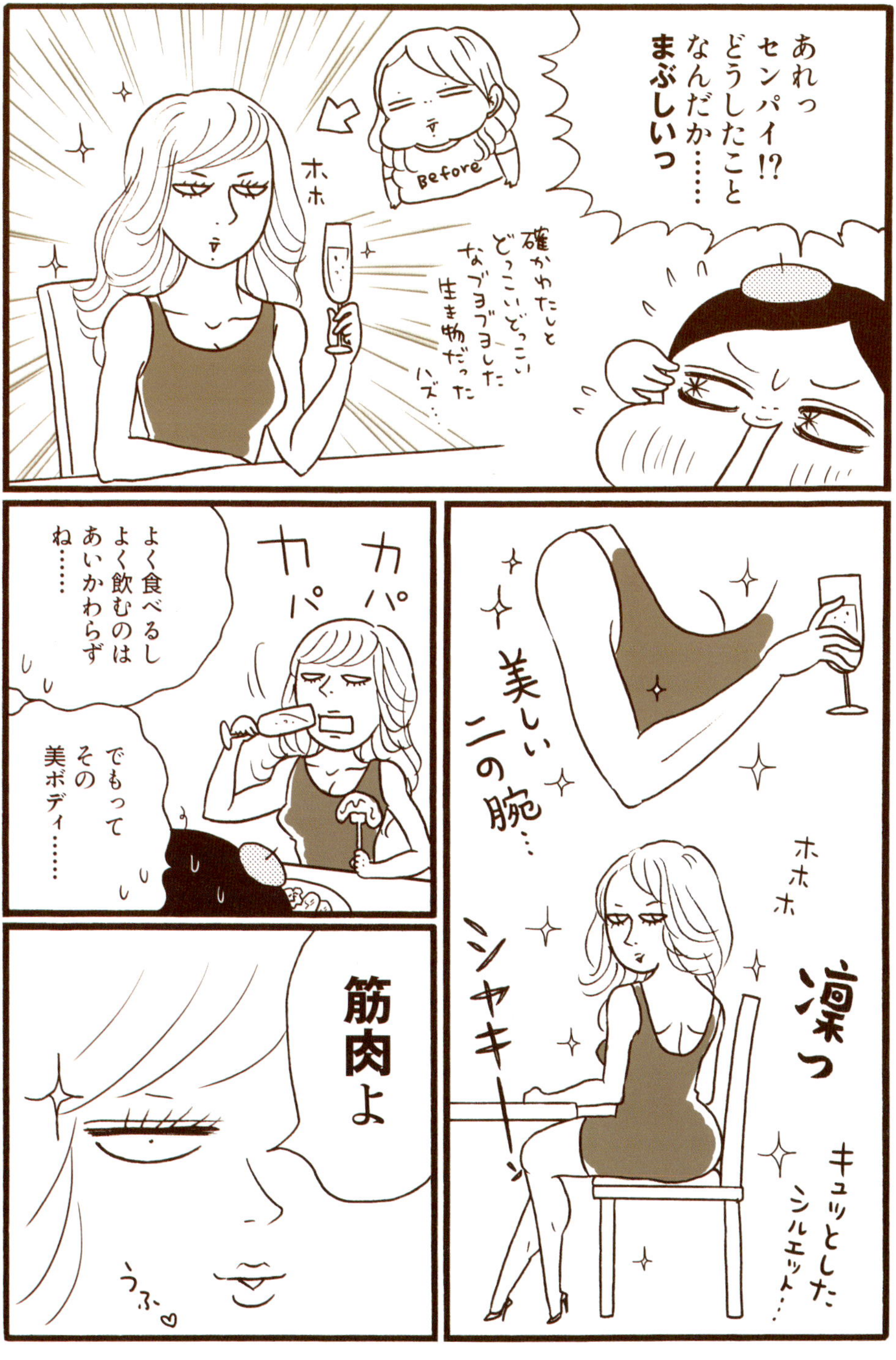

あれっ
センパイ!?
どうしたこと
なんだか……
まぶしいっ
Before
ホホ
確かわたしと
どっこいどっこい
なブヨブヨした
生き物だった
ハズ…
美しい
二の腕…
ホホホ
凛っ
シャキーン
キュッとした
シルエット…
カパ
カパ
よく食べるし
よく飲むのは
あいかわらず
ね……
でもって
その
美ボディ……
筋肉よ
うふ♡

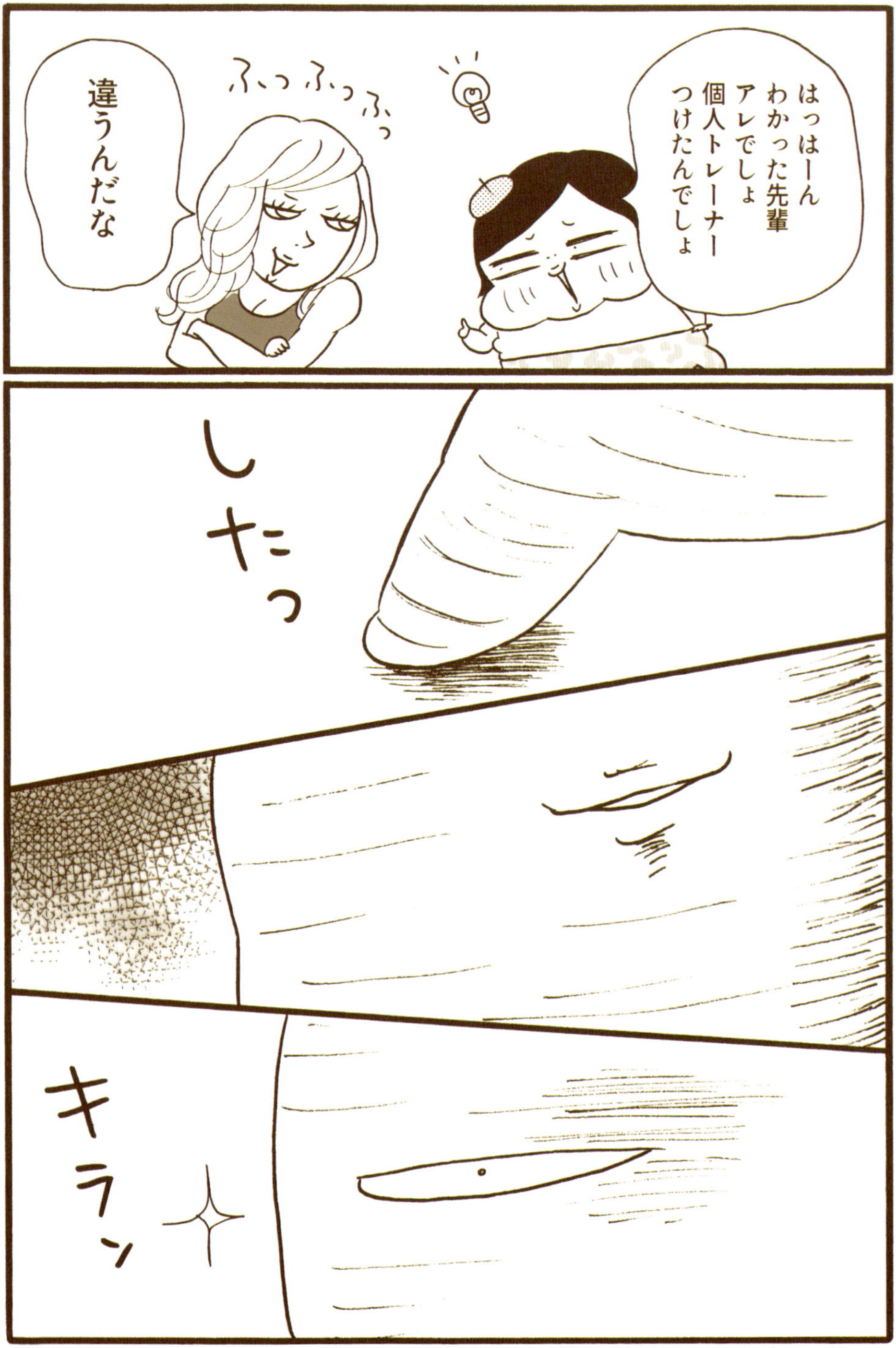
はっはーん
わかった先輩
アレでしょ
個人トレーナー
つけたんでしょ
ふっふっふっ
違うんだな
したっ
キラン

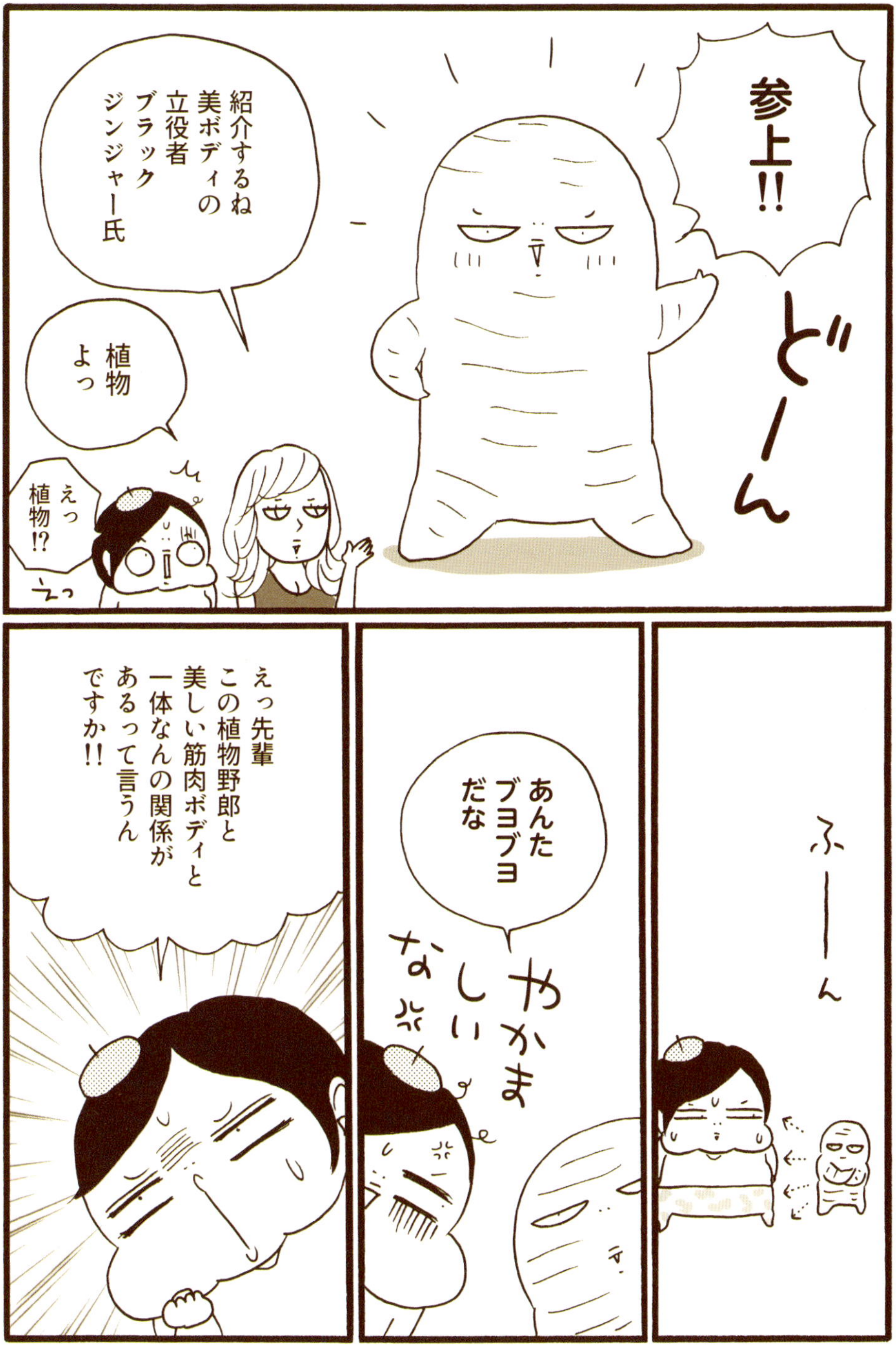

参上!!
どーん
紹介するね
美ボディの
立役者
ブラック
ジンジャー氏
植物よっ
えっ植物!?
えっ
ふーーーん
あんた
ブヨブヨ
だな
やかましい
な
えっ先輩
この植物野郎と
美しい筋肉ボディと
一体なんの関係が
あるって言うん
ですか!!

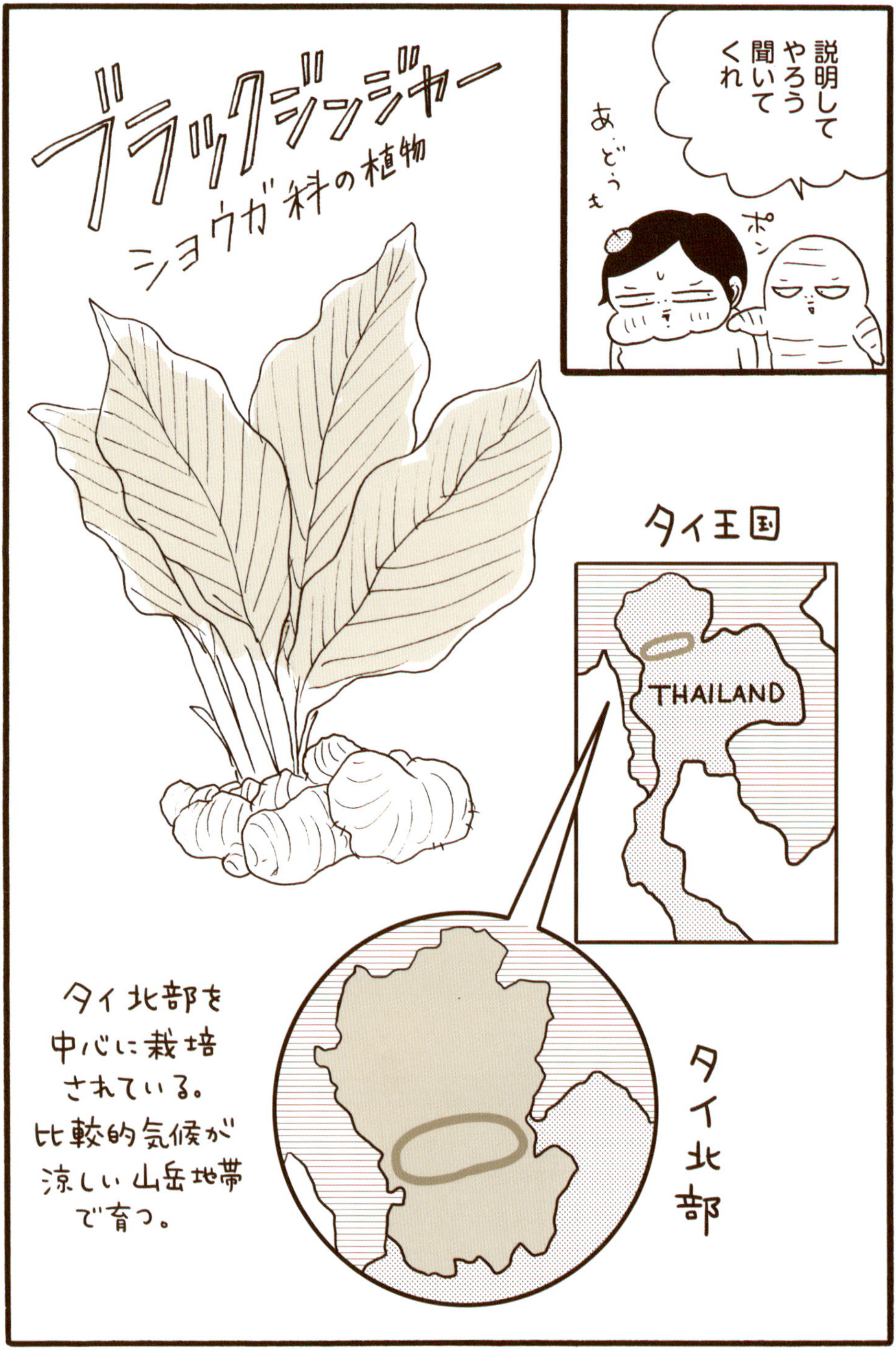
説明してやろう聞いてくれ
あ…どうも
ポン
ブラックジンジャー
ショウガ科の植物
タイ王国
THAILAND
タイ北部
タイ北部を中心に栽培されている。比較的気候が涼しい山岳地帯で育つ。

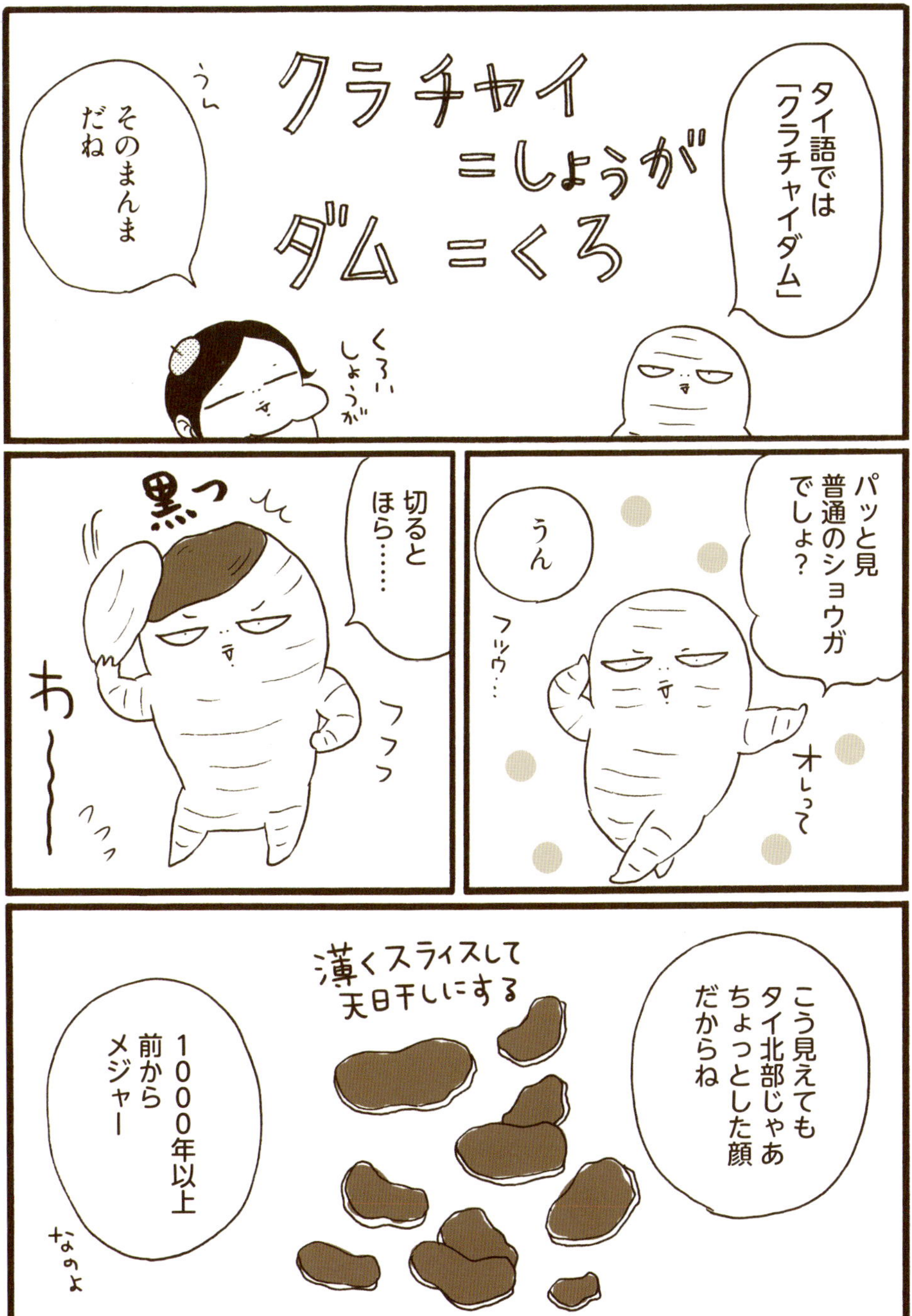
タイ語では「クラチャイダム」
クラチャイ
＝しょうが
ダム ＝くろ
くろいしょうが
うん
そのまんまだね
オレって
パッと見普通のショウガでしょ?
フツウ…
うん
切るとほら……
黒っ
わ〜〜〜
フフフ
フフフ
こう見えてもタイ北部じゃあちょっとした顔だからね
薄くスライスして天日干しにする
1000年以上前からメジャー
なのよ

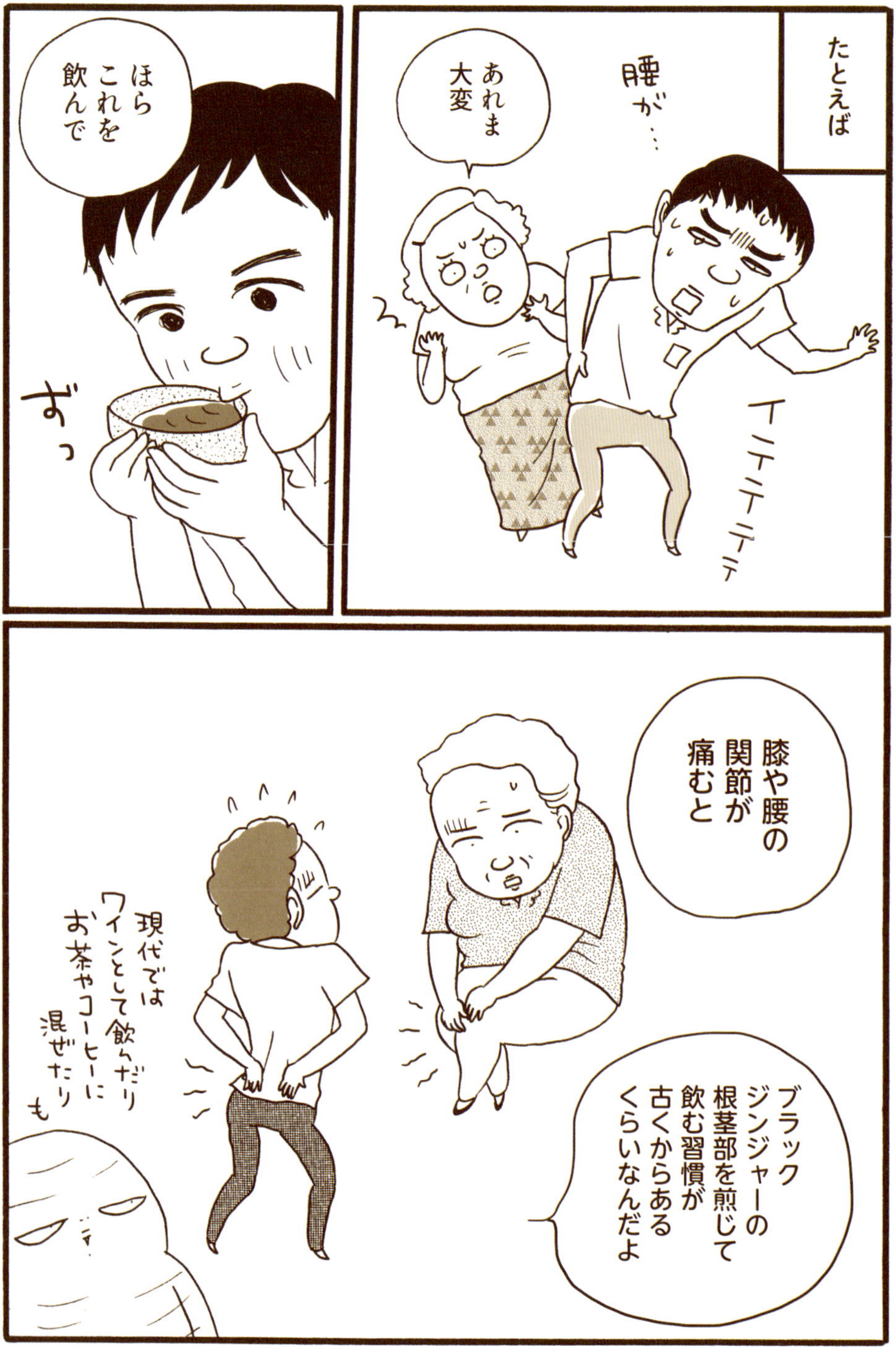

たとえば
腰が…
あれま大変
イテテテテテ
ほらこれを飲んで
ずっ
膝や腰の関節が痛むと
ブラックジンジャーの根茎部を煎じて飲む習慣が古くからあるくらいなんだよ
現代ではワインとして飲んだりお茶やコーヒーに混ぜたりも

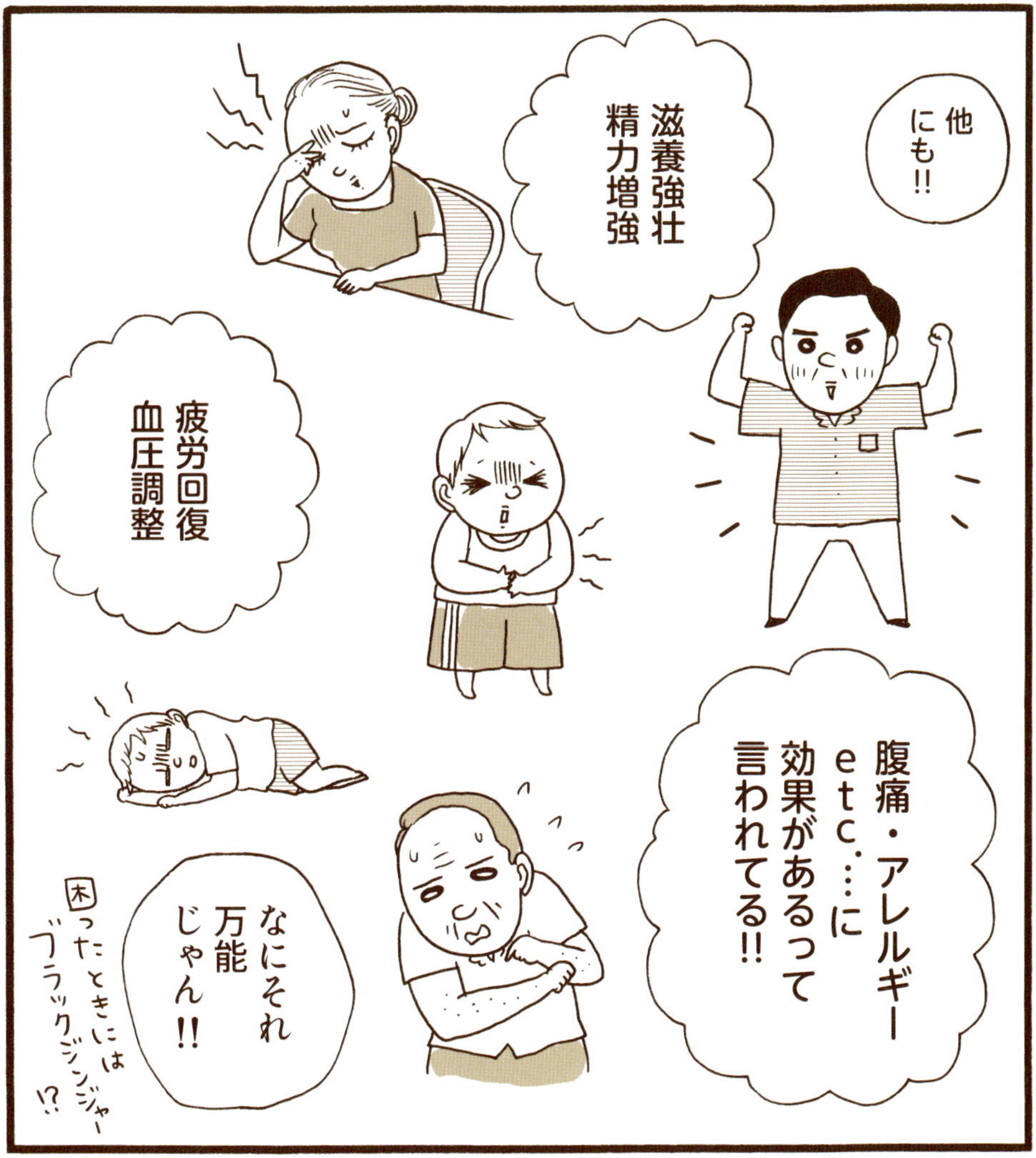
他にも!!
滋養強壮
精力増強
疲労回復
血圧調整
腹痛・アレルギーetc.…に効果があるって言われてる!!
なにそれ万能じゃん!!
困ったときにはブラックジンジャー!?

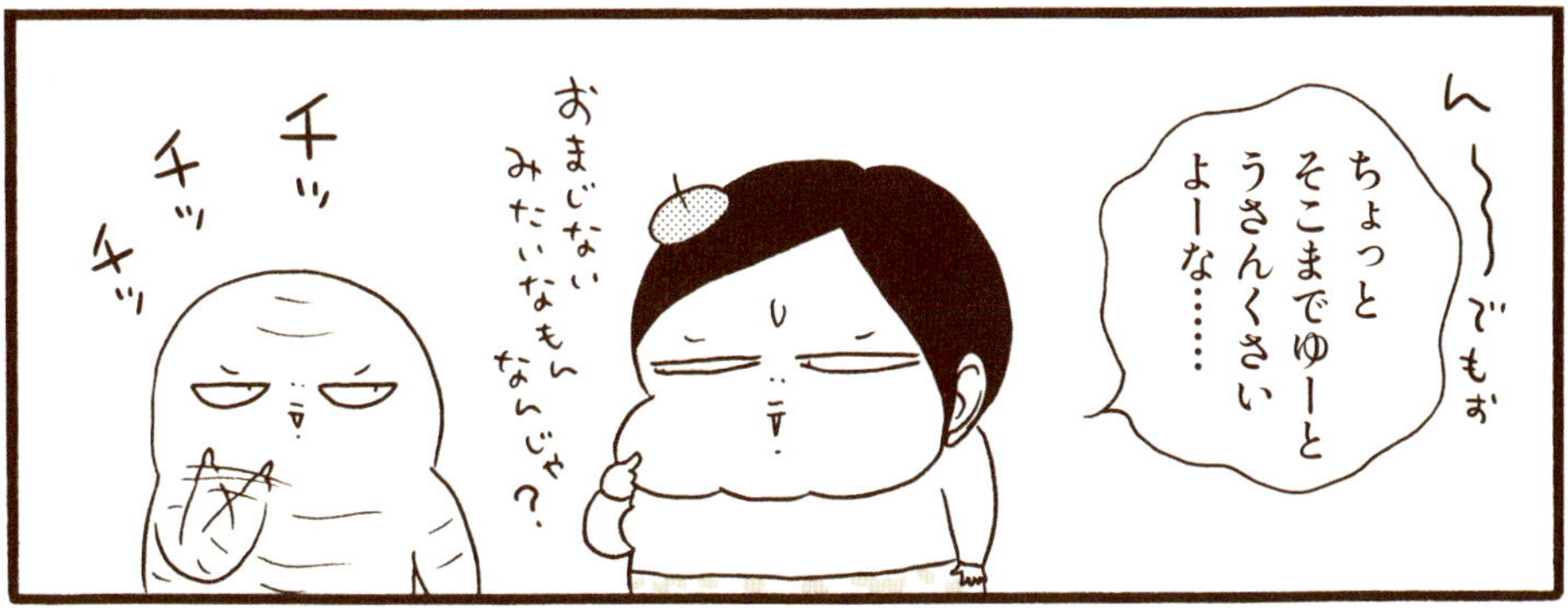
ん〜〜でもぉ
ちょっとそこまでゆーとうさんくさいよーな……
おまじないみたいなもんなんじゃ?
チッ
チッ
チッ

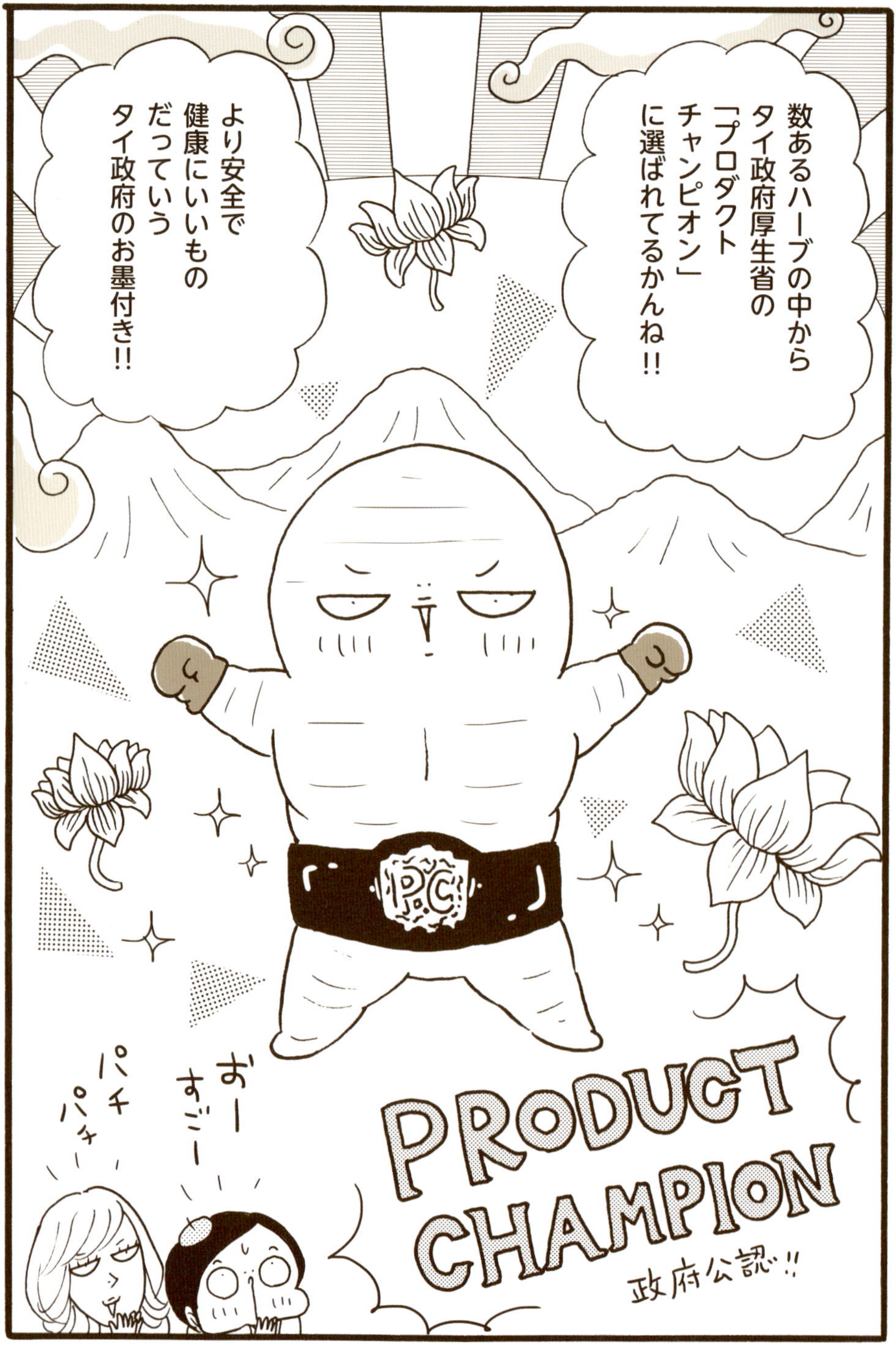
数あるハーブの中からタイ政府厚生省の「プロダクトチャンピオン」に選ばれてるかんね!!
より安全で健康にいいものだっていうタイ政府のお墨付き!!
PRODUCT CHAMPION
政府公認!!
おーすごー
パチパチ

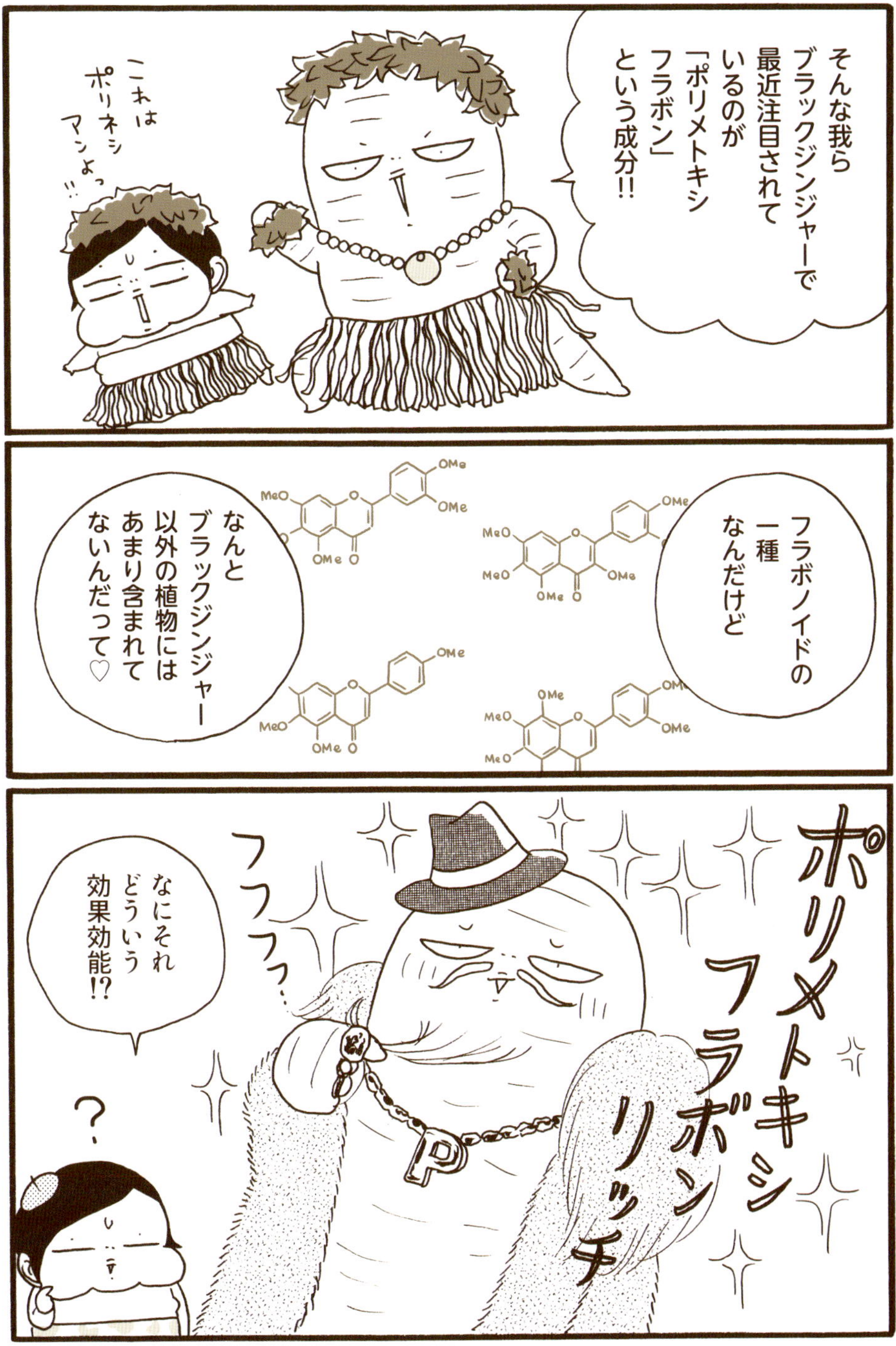
そんな我らブラックジンジャーで最近注目されているのが「ポリメトキシフラボン」という成分!!
これはポリネシアンよっ!!
フラボノイドの一種なんだけど
なんとブラックジンジャー以外の植物にはあまり含まれてないんだって♡
ポリメトキシフラボンリッチ
フフフ…
なにそれどういう効果効能!?
?

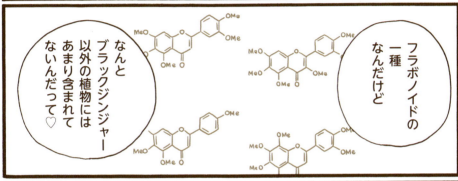

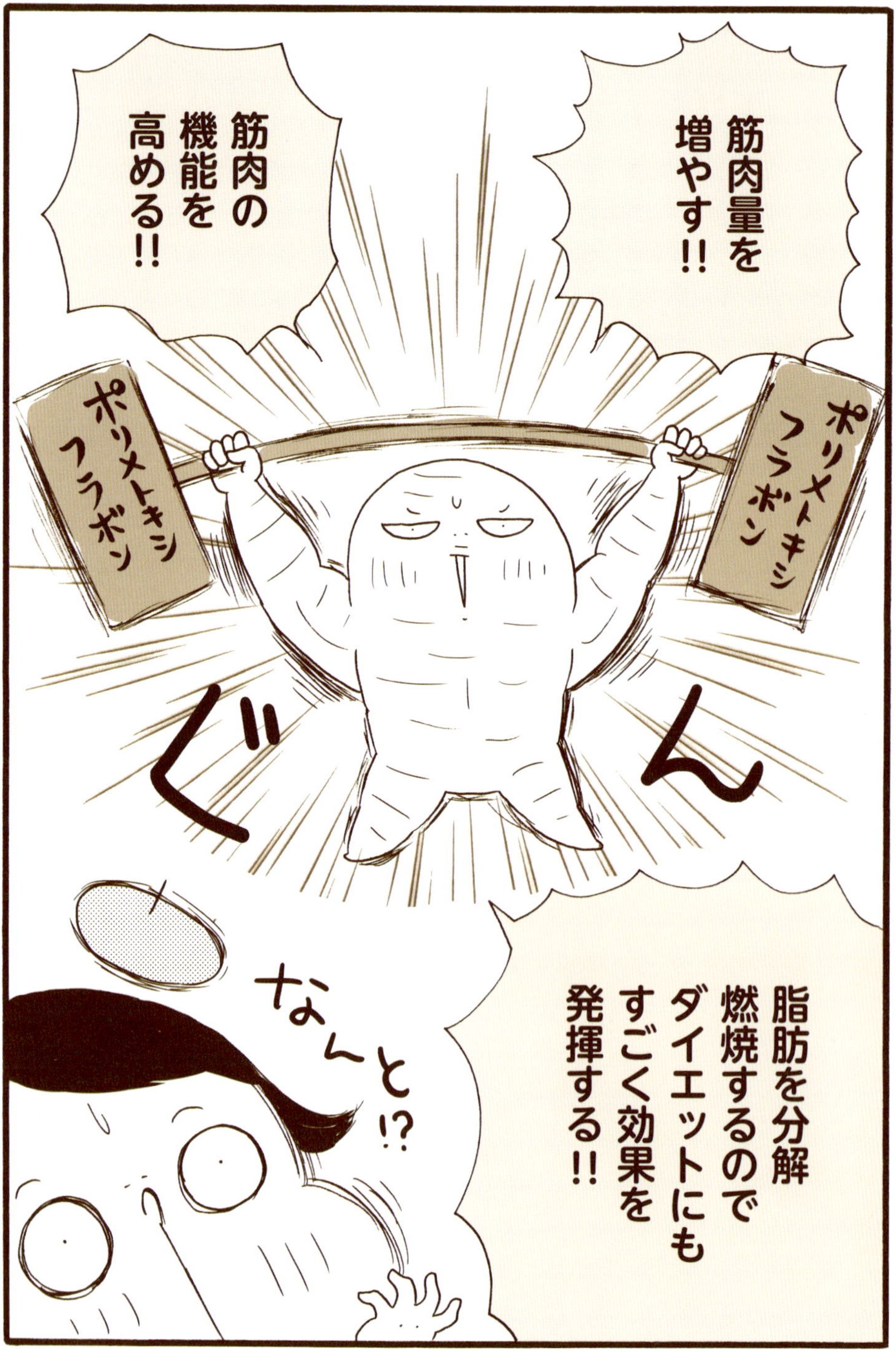
筋肉量を増やす!!
筋肉の機能を高める!!
ポリメトキシフラボン
ポリメトキシフラボン
ぐん
脂肪を分解燃焼するのでダイエットにもすごく効果を発揮する!!
なんと!?

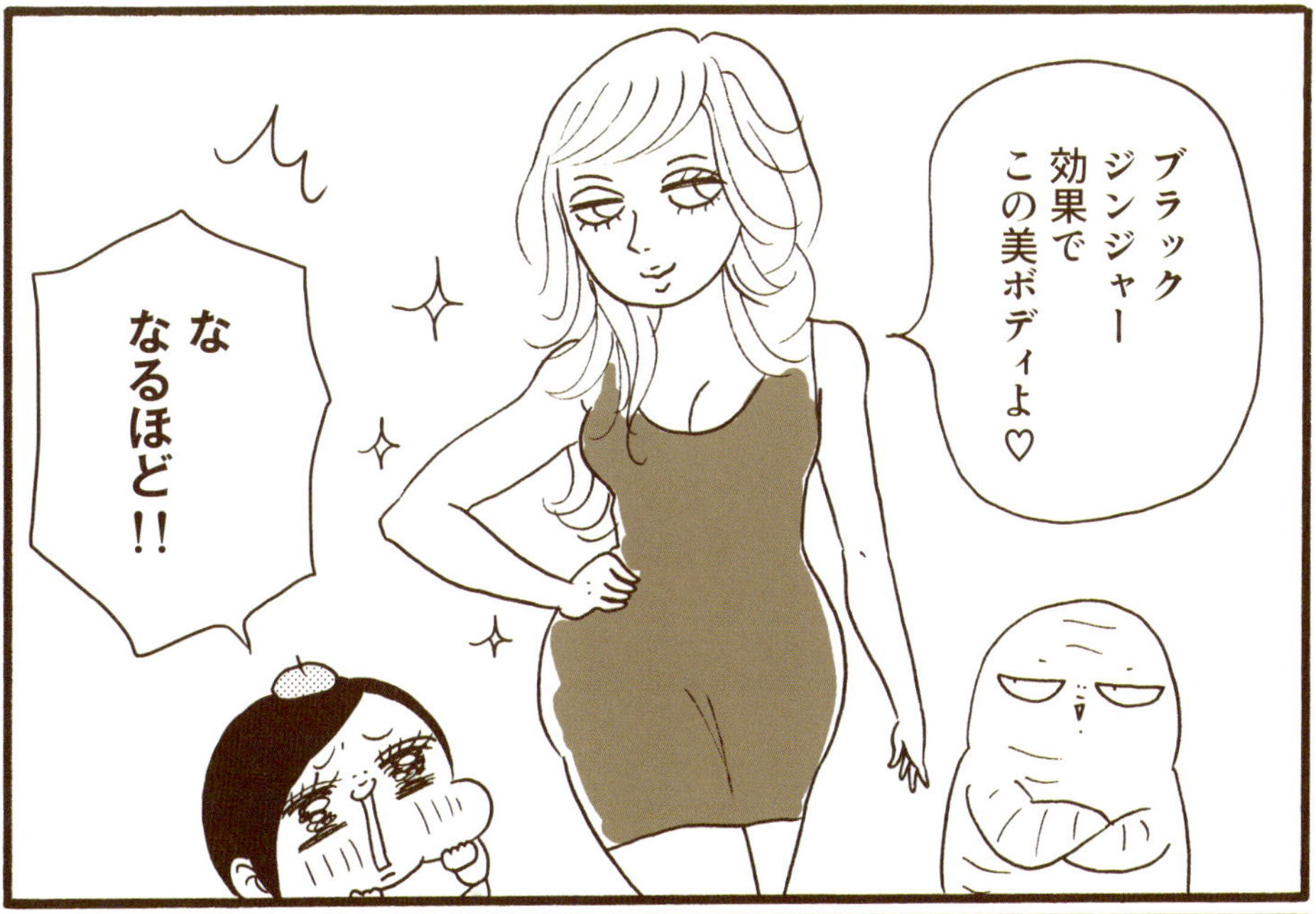
ブラックジンジャー効果でこの美ボディよ♡
な
なるほど!!

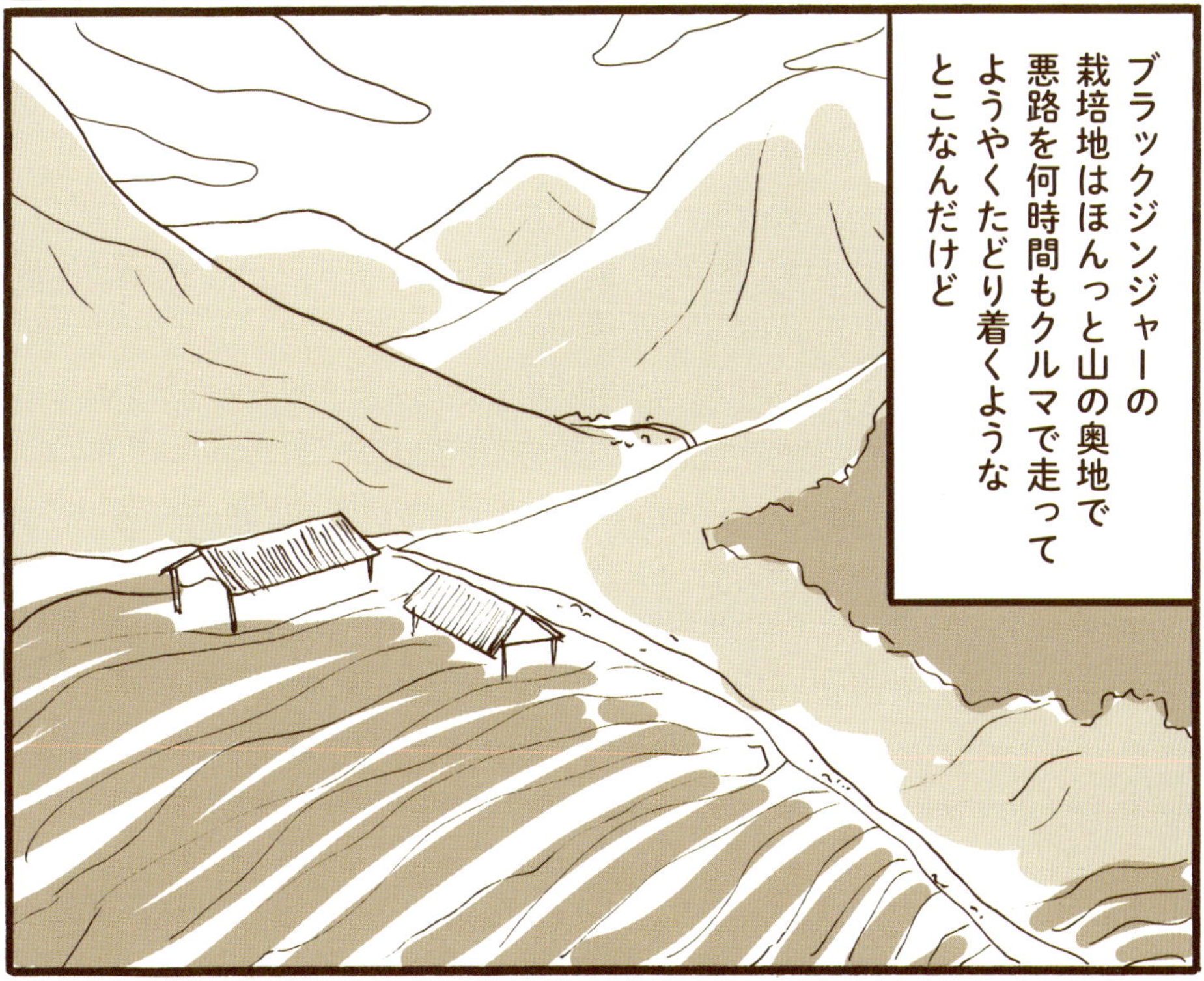
ブラックジンジャーの栽培地はほんっと山の奥地で悪路を何時間もクルマで走ってようやくたどり着くようなとこなんだけど

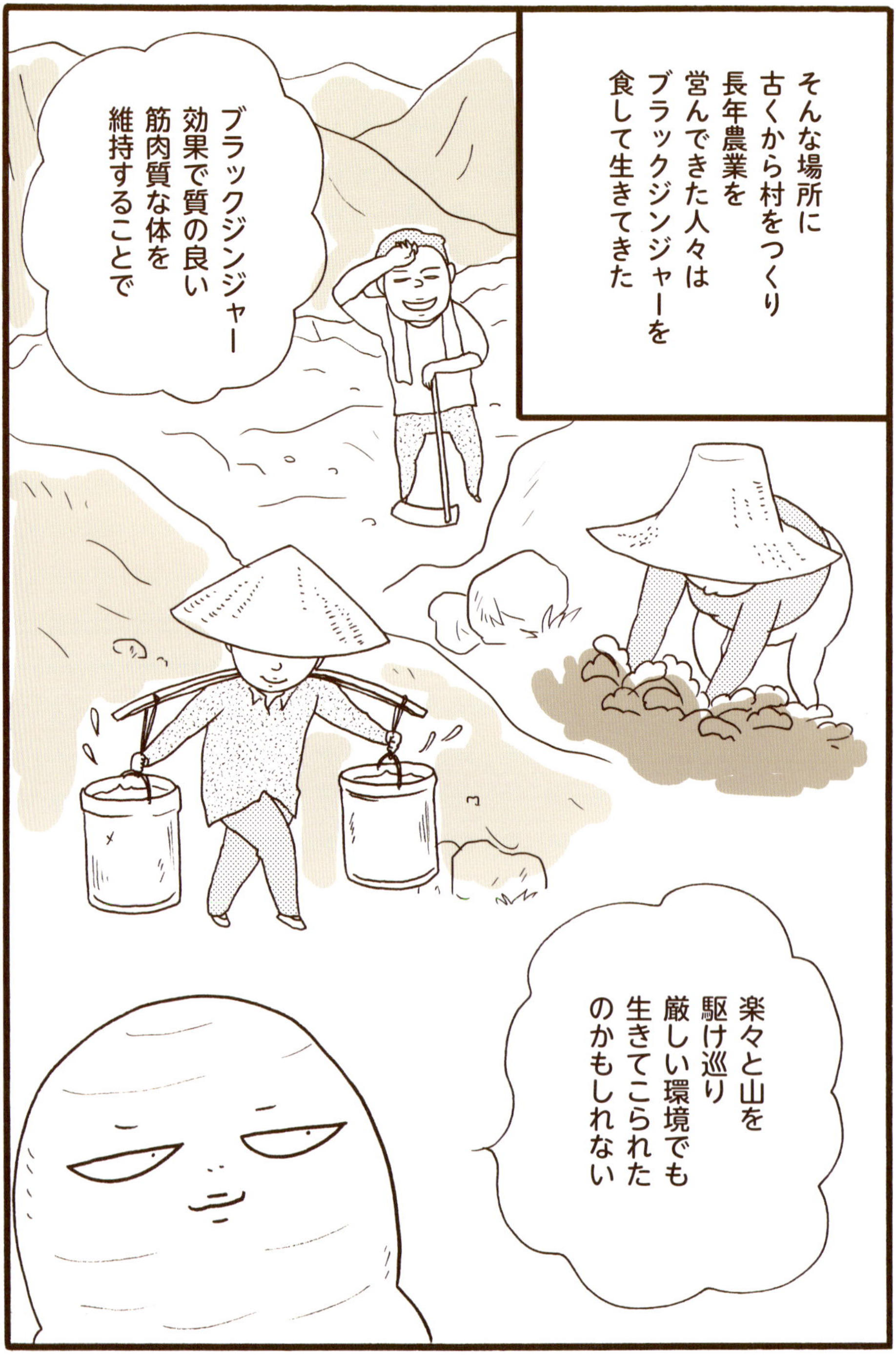
そんな場所に
古くから村をつくり
長年農業を
営んできた人々は
ブラックジンジャーを
食して生きてきた
ブラックジンジャー
効果で質の良い
筋肉質な体を
維持することで
楽々と山を
駆け巡り
厳しい環境でも
生きてこられた
のかもしれない

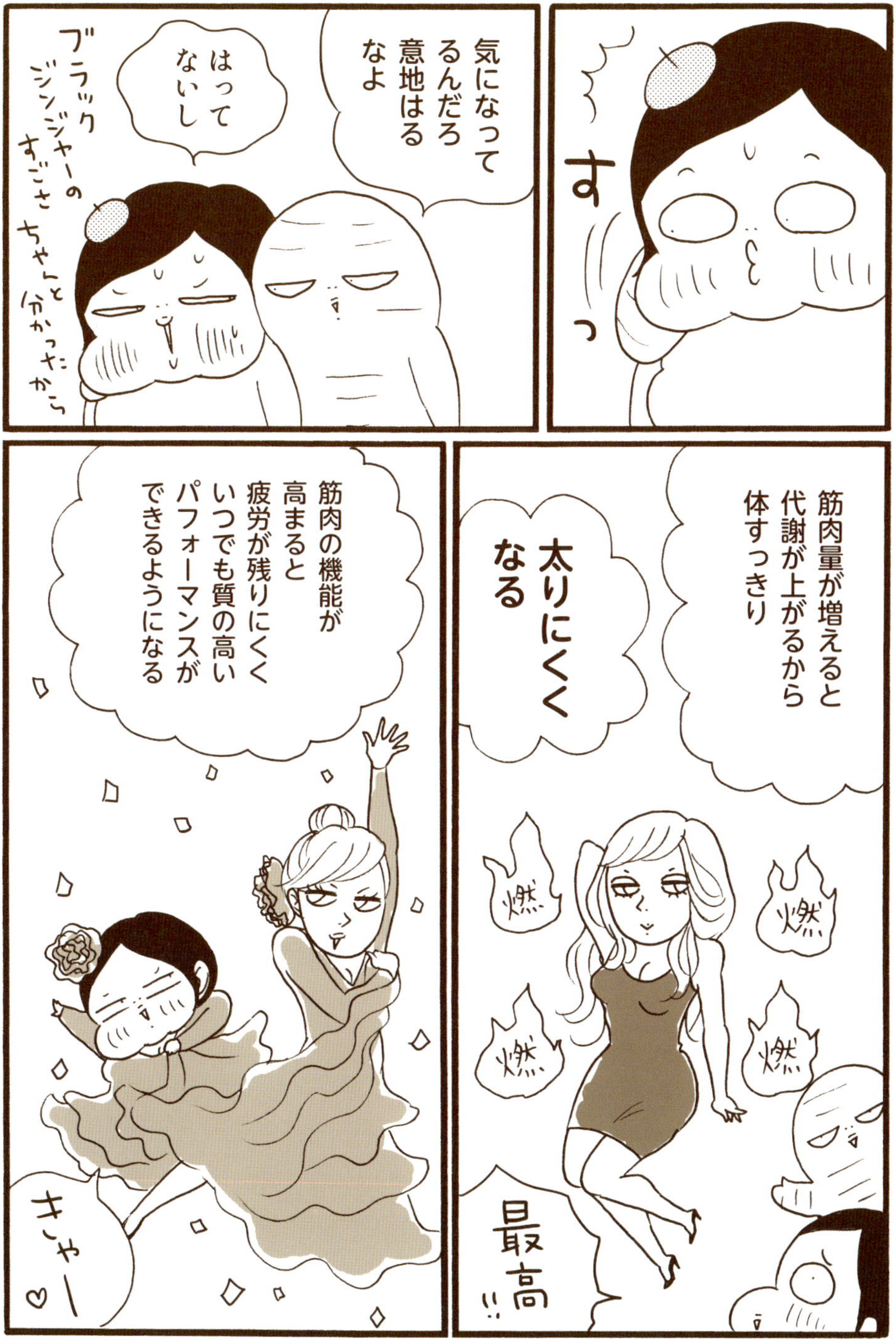
すーっ
気になってるんだろ意地はるなよ
はってないし
ブラックジンジャーのすごさちゃんと分かったから
筋肉量が増えると代謝が上がるから体すっきり
太りにくくなる
燃
燃
燃
燃
最高!!
筋肉の機能が高まると疲労が残りにくくいつでも質の高いパフォーマンスができるようになる
きゃー♡

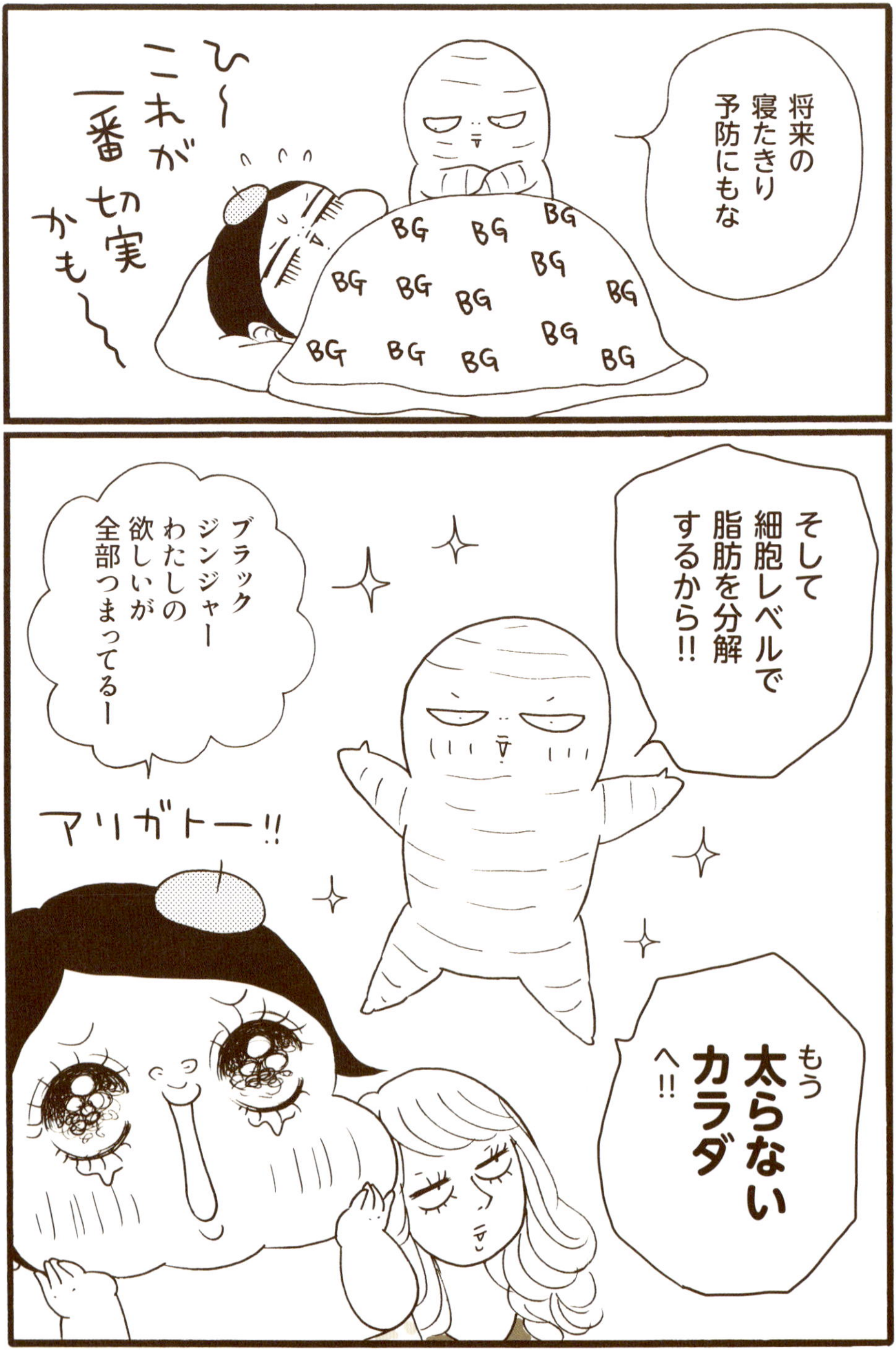
将来の
寝たきり
予防にもな
ひ〜
これが
一番切実
かも〜〜
BG
そして
細胞レベルで
脂肪を分解
するから!!
ブラック
ジンジャー
わたしの
欲しいが
全部つまってるー
アリガトー!!
もう
太らない
カラダ
へ!!

健康のためにも美容のためにも、時代は「筋肉」に注目しています。不健康なダイエットを繰り返すのはもう終わり。筋トレで「しなやかで良質な筋肉＝美筋」を目指す人が急増中です。モデルのＳＮＳから人気に火がついた「ブラックジンジャー」は、脂肪を燃焼させるだけでなく、代謝を上げ、良質な筋肉づくりをサポートしてくれる植物として注目を集めています。そのポテンシャルの高さをご紹介しましょう！

Contents

目次

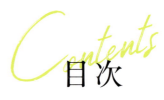

2章 ブラックジンジャーがつくる「いい筋肉」の秘密

3章

4章

1章

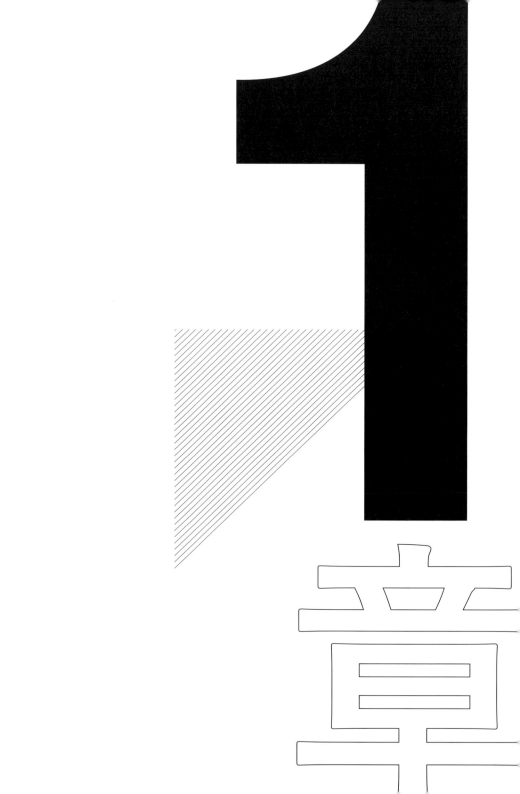

Question

いまさら聞けない「ブラックジンジャーって…」

About Black Ginger

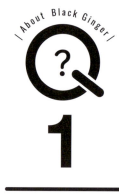

Q1 そもそもなに？

いまさら聞けない「ブラックジンジャーって…」

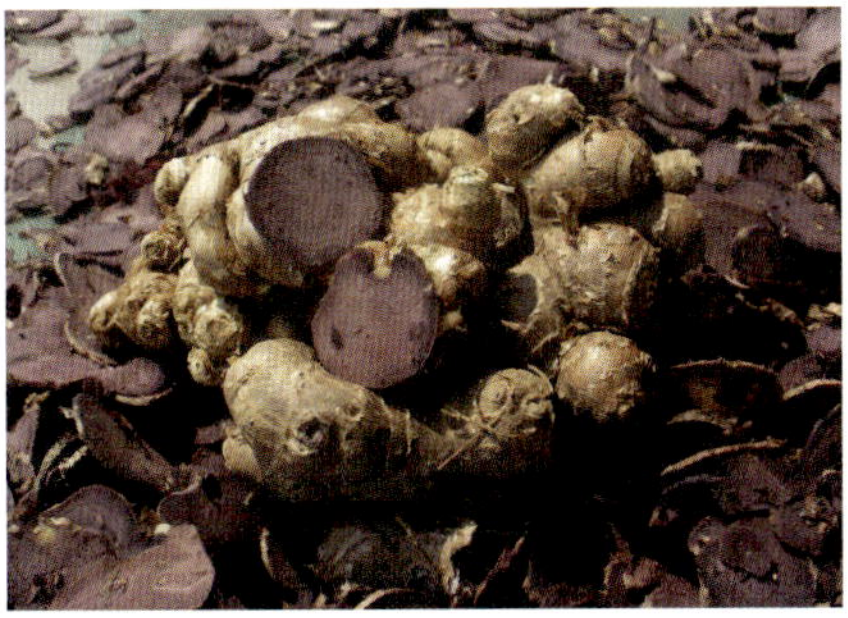

ブラックジンジャーはタイで栽培されている植物で、日本では黒ショウガ（黒ウコン）と呼ばれることもあります。タイ名はクラチャイダム（クラチャイ＝ショウガ、ダム＝黒）。タイの北部では１０００年以上も前から膝や腰などの関節痛があるときに根茎部を煎じて飲んでいました。数あるタイハーブの中から、タイ政府厚生省認定素材「プロダクトチャンピオン」にも選ばれているくらい、タイではポピュラーな食品で、日本では沖縄県のみで栽培されています。人気モデルがＳＮＳで発信したことから広く知られるようになり、日本では、ブラックジンジャーの抽出物によるサプリメントが注目を集めています。

About Black Ginger

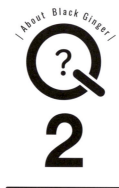

Q2

なにがすごいの？

いまさら聞けない
「ブラックジンジャーって…」

ブラックジンジャーが注目されている理由は、幅広い美容&健康効果にあります。次のような効果が代表的です。

⬇ダイエット　脂肪を分解して燃焼させることで、肥満やメタボリックシンドロームの予防、ダイエット効果が期待できます。

⬇筋力アップ　筋肉をつくろうとする細胞の動きをサポートするはたらきがあります。美しくしなやかな「美筋」を目指すのにはもちろん、加齢による筋力ダウンやロコモティブシンドローム予防の効果もあります。

⬇アンチエイジング　抗酸化・抗老化効果があり、肌や体を老化させる活性酸素や、悪玉コレステロールのはたらきを抑制します。

いまさら聞けない「ブラックジンジャーって…」

About Black Ginger

Q3

どこで採れるの?

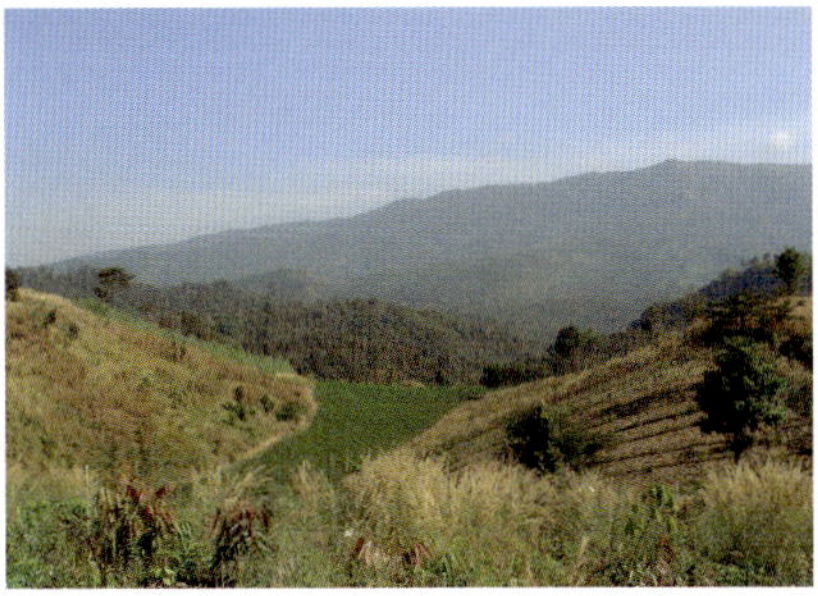

ブラックジンジャーはタイで栽培されています。タイは健康の国とも呼ばれ、タイ式マッサージやタイ式ヨガなど、さまざまな健康法がタイから日本に入ってきています。タイは熱帯に位置し、年間を通じて気温は高いですが、バンコクと南部のマレー半島、北部の山岳地帯、東北部の高原地帯では気候が多少異なります。ブラックジンジャーの主な産地はタイ北部の山間部で、他の植物の収穫が終わった11月〜翌1月に収穫期を迎えます。水はけのよい山間部でないとなかなか育たないので栽培や収穫に手間がかかり、とても希少な素材です。日本で生のブラックジンジャーを入手するのは難しいでしょう。

いまさら聞けない
「ブラックジンジャーって…」

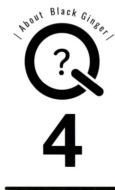

About Black Ginger

Q4 どんな人におすすめ？

ブラックジンジャーには幅広い健康、美容効果がありますが、特に次のような人におすすめです。

- ⬇無理なく脂肪を燃焼させて、やせたい！
- ⬇おなかについた脂肪を燃焼させて、加齢とともに起こるメタボリックシンドロームを予防したい！
- ⬇筋力をアップして美筋を目指したい！
- ⬇将来の筋力ダウン、サルコペニアやロコモティブシンドロームを予防して、一生自分の足で歩きたい！
- ⬇血流をアップして、冷え症や貧血などを改善したい！
- ⬇体や肌の老化を防いでアンチエイジングしたい！
- ⬇糖尿病や高血圧などの生活習慣病を予防したい！

いまさら聞けない
「ブラックジンジャーって…」

About Black Ginger

Q5

ショウガとは違うの？
どう活用するの？

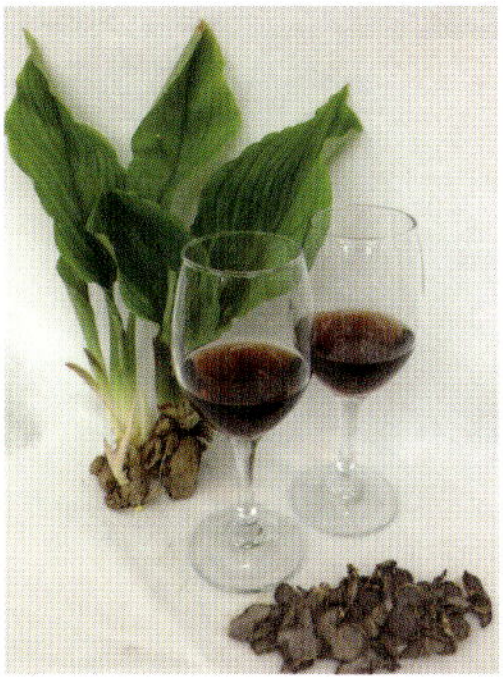

ブラックジンジャーはショウガ科ケンペリア属の植物です（学名 Kaempferia parviflora）。見た目はショウガとほとんど同じですが、切ってみると、断面はショウガとは違い、紫色がかった黒色なのが特徴です。ショウガよりも、どちらかというとウコンに近いといえるでしょう。タイ北部では、輪切りにして乾燥させたものを煎じてお茶として飲んだり、ワインにして飲まれたりしています。このほか、ブラックジンジャーから抽出されたサプリメントを摂ったり、ブラックジンジャー抽出物が配合された、滋養強壮や二日酔いを防止する健康ドリンクを飲むなどの方法もあります。

いまさら聞けない
「ブラックジンジャーって…」

About Black Ginger

Q6 どんな味?

ブラックジンジャーの味は、私たちがふだん食べているショウガとは違います。香りは清涼感がありますが、かなり苦みが強く、クセがあるので、そのまま食べるのにはあまり向いていないかもしれません。タイの市場では、スライスされたブラックジンジャーが売られていて、健康維持のために、煮出してお茶のように飲んだり、お酒に漬けて薬酒やワインにしたりしています。コーヒーやチョコレート、ココアなど、もともと苦みがあるものとは合わせやすく、味の相性も良いようです。独特の風味があるので、料理のアクセントとして、スパイスのように使ってもいいかもしれません。

いまさら聞けない
「ブラックジンジャーって…」

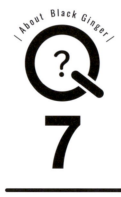

\ About Black Ginger /

Q7

注目の成分は？

ブラックジンジャーには、さまざまな有効成分が含まれていますが、特に注目すべきは「ポリメトキシフラボン」が豊富に含まれていることです。ポリメトキシフラボンは柑橘類の皮に多く含まれるポリフェノールの一種で、医学の分野で注目されている成分です。ブラックジンジャーには豊富に含まれますが、一般的なショウガには含まれていません。ポリメトキシフラボンには、糖や脂質の燃焼を促進し、エネルギー産生を向上、その結果、基礎代謝量アップや動脈硬化防止、脂質代謝改善、血圧上昇抑制、血糖値上昇抑制、抗炎症などの効果が期待されています。

いまさら聞けない
「ブラックジンジャーって…」

About Black Ginger

Q8

美筋になれる?

ブラックジンジャーは、研究により、筋細胞増殖作用、分化促進作用、ミトコンドリア機能増強作用など、筋肉がつくられる各過程で筋細胞にプラスに働きかけることがわかっています。また、筋肉増強作用、および筋持久力増強作用があることから、脂肪だけを燃焼させて「しなやかで質の良い筋肉＝美筋」を効率的につくるためには、有効な素材です。継続して摂ることで、筋肉を維持するサポートをしてくれるので、加齢とともに増えるサルコペニアやロコモティブシンドローム予防にも役立つでしょう。

（詳しくは2章を参照）

いまさら聞けない「ブラックジンジャーって…」

About Black Ginger

Q9

ラクにやせられる？

近年の研究では、ブラックジンジャーに脂肪分解の促進、脂肪の燃焼、筋肉量・エネルギー消費量の上昇などの効果があることがわかってきました。ブラックジンジャーを摂取することで、肥満の原因となる脂肪や糖質の代謝が助けられ、すでについてしまった脂肪を分解、燃焼。効率のいいダイエットができます。また、ブラックジンジャーの筋肉増強作用で筋肉量が増えると基礎代謝量もアップするため、今までと運動量や食べる量をそれほど変えなくても、体が引き締まっていくことが期待できます。

（詳しくは3章を参照）

いまさら聞けない「ブラックジンジャーって…」

About Black Ginger

Q10 どうやって手に入れるの？

日本では、ブラックジンジャーの抽出物を配合したサプリメントを摂取するのが一般的です。美しい筋肉をキープしながら効率的にダイエットしたい女性や、筋肉を増強したい男性の間で、ブラックジンジャーのサプリメントはかなり人気があります。また、インターネット通販で、黒ショウガや黒ウコン、タイ名のクラチャイダムの名前で、ブラックジンジャーを乾燥させて粉末にしたものや、カプセルタイプなどが販売されていることもあります。商品によって、ブラックジンジャー抽出物以外の成分も含まれている場合があるので、成分表を確認してから購入しましょう。

About Black Ginger

Q11

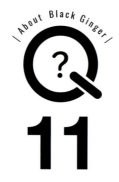

どうやって摂るのがおすすめ？

いまさら聞けない「ブラックジンジャーって…」

手軽な摂取法としては、ブラックジンジャー抽出物のサプリメントを飲むという方法がおすすめです。そのほか、粉末のブラックジンジャーを料理のアクセントとして使うとさらに楽しむことができます。スパイスとしてサラダやスープに振りかけたり、肉料理に合わせて肉の臭みを消し、風味を追加することも可能です。香りと苦みを活かして、カレーに加えることで、いつもの味に深みや独特の味わいが加わります。また、甘みによって苦みが包み隠されるので、ケーキやクッキーなどのスウィーツとも意外に好相性です。（詳しくは4章を参照）

いまさら聞けない
「ブラックジンジャーって…」

About Black Ginger

Q12

どこまで研究が進んでるの？

ブラックジンジャーについては、現在もさまざまな研究が進められています。そのひとつが抗酸化作用。血管の健康を維持して血行を良くしたり、代謝をアップしたりすることで、肌や体の若さを保ち、病気を予防します。また、認知症予防や記憶力のアップなど、脳機能の改善作用についても研究されています。運動機能が衰えると脳機能も低下することから、ブラックジンジャーの筋肉増強作用が、脳機能の改善にも役立つといえるでしょう。ブラックジンジャーは今後、「ブレインフード」あるいは「ブレインサプリ」の原料としての効果が期待されています。

2章

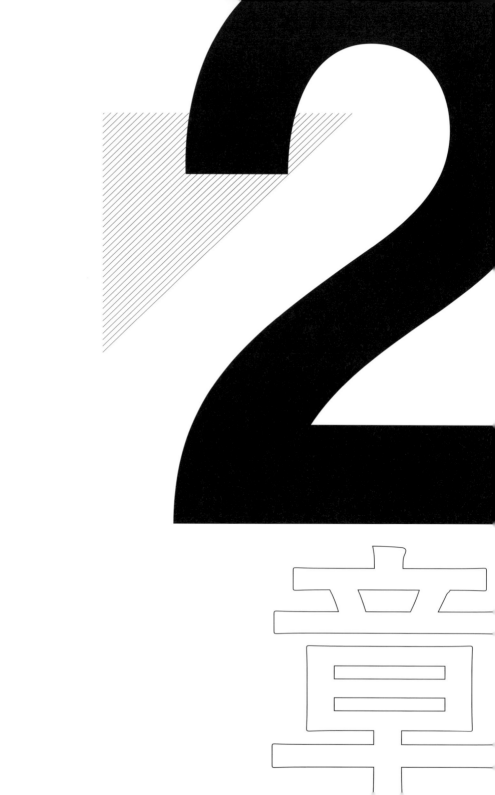

Muscle

ブラックジンジャーがつくる「いい筋肉」の秘密

美筋づくりからロコモ予防まで幅広いブラックジンジャーの効果

ブラックジンジャーは、標高が高い地域で育つという特徴から、昔からタイ北部の山間部で栽培されています。この地域は古くから農業が盛んで、人々は現在も徒歩で山を越えながら農作業を行っています。農作業の前後にブラックジンジャーを煎じたお茶を飲むことで、膝の痛みや腰痛を予防・緩和したり、疲労を回復したりしてきました。タイでは古くから民間療法として重宝されていた歴史のある植物です。

ブラックジンジャーの脂肪燃焼作用を研究する過程で、除脂肪量（脂肪以外の筋肉、骨、内臓などの重さ）に変化が見られ、そこからさらに研究を進めることで、筋肉増強作用が発見されました。ブラックジンジャーを摂取すると、筋肉増強作用および筋持久力増強作用を得られることが明らかになり、ダイエットからロコモティブシンドローム予防まで、幅広い世代に役立つ素材だということがわかってきました。誰でも安心して摂取してもらえますが、特に次のような人にはおすすめです。

①運動習慣がなく、健康のために筋肉をつけたい人
②ダイエットやメタボ解消が目標の人
③ムキムキではなく美しくしなやかな筋肉をつけたい女性
④筋肉の質や持久力を問われるアスリート
⑤加齢による筋力の衰えが気になる人
⑥ロコモやサルコペニアを予防したい人

また、筋肉が増強することで、糖や脂質の燃焼を促進してエネルギー代謝を向上させることができます。基礎代謝量のアップ、脂肪の燃焼、肥満の改善、生活習慣病予防、運動機能のアップなど、いいことずくめなのです。次ページからは、ブラックジンジャーの筋肉増強作用を紹介しましょう。

ブラックジンジャーパワーが筋肉形成のすべての過程で作用

ブラックジンジャーの筋肉増強作用というのは、大きく分けると次の2つです。

①筋肉の量を増やす

②増えた筋肉がきちんとはたらく

筋肉が形成されるプロセスを簡単に説明していきましょう。

まず「筋芽細胞」という筋肉のもととなる細胞があります。筋トレなどを行うことで、筋芽細胞は増殖して数を増やします。ブラックジンジャーにはこの増殖を促し、サポートする作用があります。

次に、増殖した筋芽細胞は分化、融合することで「筋管細胞」となっていきます。ブラックジンジャーはこの分化を促します。この筋管細胞が成熟すると、最終的に収縮機能を持つ筋線維となるのです。

筋肉は糖を取り込み、血糖をコントロールするとともに、グリコーゲンとして貯蔵する重要な役割を果たします。こうしてつくられた筋肉は、体の中でいちばん糖を使う、代謝が活発な臓器となるのです。

糖を使うためには、糖を取り込む必要があります。これが②の筋肉がきちんとはたらくということです。ブラックジンジャーには、糖の取り込みを高める作用があることが明らかになっています。ブラックジンジャーは筋肉がつくられるすべての過程で作用し、同時に筋肉の質を上げる効果があるといっていいでしょう。

糖の取り込みを高めて代謝を促すという点では、ブラックジンジャーは新しくつくられる筋肉だけでなく、すでにある筋肉の質を上げることも期待できます。

筋力の低下が気になる高齢者や運動不足の人はもちろん、日々、美筋を目指して筋トレを行っている人、筋肉を酷使するアスリートまで、すべての人の筋肉の質を上げるサポートをしてくれるのがブラックジンジャーなのです。

ブラックジンジャー特有の成分「ポリメトキシフラボン」が活躍！

ブラックジンジャーに含まれる注目の成分「ポリメトキシフラボン」は、ほかの植物にはあまり見られない成分です。スダチなどの柑橘類にも含まれますが、ブラックジンジャーほど、ポリメトキシフラボンがリッチに含まれている植物は、ほかにはなかなかありません。

ポリメトキシフラボンを継続して摂取することで、体には次のような効果があるといわれています。

①基礎代謝量を減らさずに脂肪を燃焼

生命維持のために最低限必要なエネルギーを基礎代謝といいますが、食事制限によるダイエットによって体重を減らすことに成功しても、筋肉量が減ってしまうと、この基礎代謝までダウンしてしまいます。ポリメトキシフラボンの作用によって、基礎代謝量は減らさずに、脂肪だけを燃焼することを助けます。

②筋肉量を増やす

P52でもご紹介した通り、筋肉がつくられるプロセスのすべてで、ブラックジンジャーに含まれるポリメトキシフラボンが作用します。

③筋肉の持久力をアップ

ポリメトキシフラボンが筋肉の代謝促進スイッチを入れることで、筋肉の持久力もアップするといわれています。

④質の良い筋肉をつくる

ポリメトキシフラボンは、理想的な代謝サイクルをつくり出すパワーを持っているといわれています。糖の取り込みを高めて、代謝を促すことで、結果的には筋肉の質を良くすることにつながります。

ブラックジンジャーの力でロコモやサルコペニアを予防

日本は世界でも有数の長寿国です。ところが、最近では加齢による筋力低下によって、立つ、歩くなどの動作がスムーズにできなくなる「ロコモティブシンドローム」や、「サルコペニア（加齢性筋肉減少症）」にかかる人が増えています。筋肉増強作用のあるブラックジンジャーは、これらの予防や改善に期待できる素材としても注目を集めています。

筋力の低下によって日常生活に支障が出ると、寝たきりや要介護になってしまう可能性もあります。筋力低下を防ぐために最も大切なことは運動ですが、交通機関の発達やインターネットの進化などにより、昔に比べて歩く量が減り、運動の機会が激減しているのが現代です。高齢者だけでなく、20～30代から筋力低下は始まっています。次のチエックに1つでも当てはまれば、ロコモ・サルコペニア予備軍の可能性があります。

【筋力低下チェック】

- □階段の上り下りに手すりがないとこわい
- □何もないところでつまずいたり、転んだりする
- □玄関で靴を履こうとして転びそうになる。片足立ちで靴下が履けない
- □15分続けて歩くと疲れて休みたくなる
- □横断歩道を青信号のうちに渡りきれない
- □電車やバスの中で移動するとよろけてしまう

近年では、筋力が衰えて体を思うように動かせなくなることが、認知機能の低下にも深く関わってくるといわれています。ブラックジンジャーの筋肉増強作用、筋持久力増強作用は、長時間の運動が難しい高齢者の筋力アップを助け、寝たきり状態になることを防ぐほか、認知症など脳機能の低下予防への期待も高まります。

ブラックジンジャーはシニアに限らず現役アスリートの筋肉にも作用！

現在、ブラックジンジャーの筋肉増強作用については、さらに研究が進められています。ヒトがもともと持っている筋肉は、年齢や運動量によって変わってくるので、さまざまな年齢、立場の人を対象にした試験が行われています。

タイでは、10代の現役アスリートを対象に、ブラックジンジャーを3カ月摂取させる試験が行われました。その結果、筋力の向上が見られたそうです。筋力が徐々に低下していくシニア世代だけでなく、10代、しかもアスリートという質の良い筋肉の持ち主にもプラスに作用するというデータが報告されていることから、今後はスポーツ医学やリハビリなど、新たな分野でも活躍が期待できます。

Column

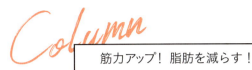

筋力アップ！ 脂肪を減らす！

「ブラックジンジャー」の摂り方

Q. **いつ摂るのがいいの？**

A. 1日のうちいつ摂取してもOK。摂取のタイミングよりも毎日継続することが重要です。

Q. **たくさん飲めば効果も高い？**

A. 多く摂ればいいというものではありません。長く継続して摂取することが大切です。

Q. **病気の治療中でも摂取していい？**

A. 病気を抱えている方や薬を飲んでいる方は、かかりつけ医や薬剤師に相談しましょう。

Q. **シニアでも筋肉って増えるの？**

A. 筋肉は何歳になっても増やすことができます。ブラックジンジャーがそれをサポートします。

3章

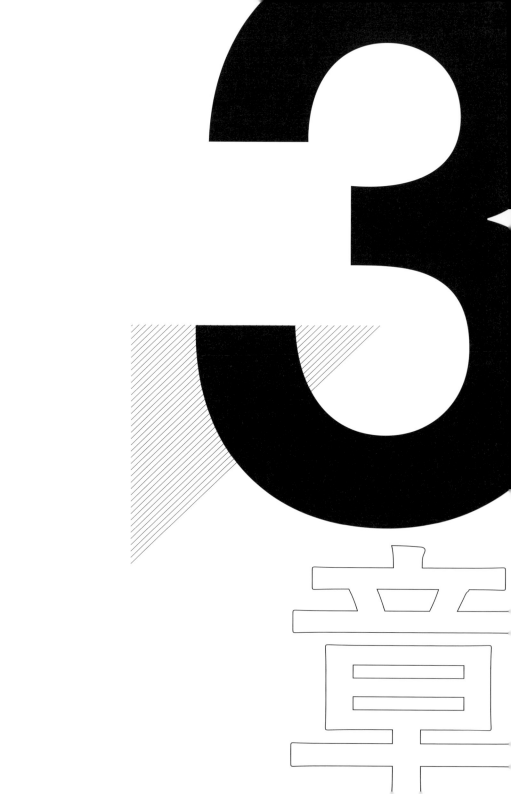

Diet

ブラックジンジャーがダイエットにもいいコト

脂肪燃焼&自律神経の活性化でダイエットを強力にサポートする!

ブラックジンジャーには、筋肉増強だけでなく、脂肪を燃焼させるメカニズムがあることから、ダイエットやメタボリックシンドローム予防の効果が期待されています。

最近では「メタボ」というと、太っている人や、おなかの出ている人の代名詞のように使われていますが、別名「内臓脂肪症候群」とも呼ばれ、ただ太っているという見た目だけでなく、複数の病気や異常が重なっている状態を指します。内臓に脂肪が蓄積することから、高血圧や糖尿病、脂質異常症（高脂血症）などの症状が重なり、深刻な病気につながる恐れがあります。

私たちの体は、年齢を重ねるにしたがって太りやすくなるといわれています。「これまではダイエットとは無縁で、食べる量や運動量は以前と変わらないのに最近太りやすい」という場合、その理由は大きく分けて2つあります。

①基礎代謝量のダウン

加齢とともに、基礎代謝（＝生命活動を維持するために、何もしなくても消費されるエネルギー）量が減り、脂肪が燃焼しにくくなります。しかも無理な食事制限をすると、さらに基礎代謝がダウンすることも。ブラックジンジャーには、基礎代謝量を減らさずに、脂肪を燃焼させる作用があることがわかっています。

②自律神経のアンバランス

自律神経を整える健康法に注目が集まっていますが、神経活動も加齢とともに少しずつ低下していきます。自律神経が乱れることによって、基礎代謝量がダウンするだけでなく、筋肉の合成量も低下します。結果的に肥満へとつながってしまうのです。

ブラックジンジャーにはエネルギー消費に関わる交感神経を活性化させる作用があるので、神経活動の面からもダイエットをサポートしてくれるのです。

基礎代謝量は下げないまま脂肪を分解&燃焼させてやせる!

「やせたい!」と思ったら筋肉をつけることがいちばん手っ取り早いといわれています。筋肉を1kgつけるだけで、基礎代謝量がアップして、特別な運動や食事制限をしなくても年間で2~3kg体重が減るといわれています。

食事量を極端に減らすダイエットがよくない理由は、リバウンドしやすいだけでなく、筋肉が減って基礎代謝量が下がってしまうからです。筋肉が減った分がすべて脂肪に変わってしまい、ダイエットを繰り返すたびに悪循環で「やせにくい体」になってしまうケースも多いのです。2章でご紹介したように、ブラックジンジャーには筋肉増強作用があります。ブラックジンジャーを摂ることで基礎代謝量は落ちず、むしろアップするので、「やせやすい」体質に変えていくことができるのです。

ブラックジンジャーには、脂肪を分解する作用があります。摂取すると、脂肪細胞内の「cAMP」が増加。cAMPはホルモン感受性リパーゼを働かせて、中性脂肪やコレステロールエステルを分解し、脂肪酸を遊離させるなどの働きをします。簡単にいうと脂肪が蓄積されるのを抑制し、さらに、脂肪の分解を助ける作用のことです。

脂肪は分解するだけでは燃焼されず、再び脂肪として体に蓄積されてしまうのですが、ブラックジンジャーには脂肪を燃焼させる作用もあります。ダイエット食品には、

①脂肪の蓄積を抑制するもの
②脂肪の分解をメインにしたもの
③脂肪燃焼をメインにしたもの
④分解した脂肪を運搬するもの

などがありますが、ブラックジンジャーはたった1つの素材で、脂肪の蓄積の抑制、分解、燃焼までをサポートするので、確実に脂肪を減らせることが最大のメリットです。

「除脂肪体重」を増やすから
キレイに健康的にやせられる

食事を制限するダイエットで理想体重になったとしても、脂肪ではなく筋肉が落ちてしまうと、代謝がダウンしたり、疲れやすくなったり、腰痛や肩こりなどのトラブルが起こりやすくなります。顔色が悪くなる、老けて見える、肌が老化するなど、思った以上にいろいろなトラブルが起こります。

キレイに、健康的にやせるために最近注目されているのが「ＬＢＭ」です。ＬＢＭとは、「Lean Body Mass」の略で日本語に置き換えると「除脂肪体重」です。体重を構成する要素を大きく分けると、「体脂肪量」と「除脂肪体重」の２つに分けられます。「体脂肪量（＝体重×体脂肪率）」とは体脂肪の重さのことで、体重を減らしたいときには、この体脂肪を燃焼させなくてはいけません。

一方、「除脂肪体重（＝体重－体脂肪量）」とは、体重から体脂肪を除いた全組織の重さのこと。筋肉や骨、内臓などの重さを表しているので、体重を減らしても除脂肪体重は減らないようにしなければなりません。体重が減少しても、除脂肪体重まで減ってしまうと、基礎代謝が減少し、太りやすい体質になります。同じ体重だったとしても、体脂肪率が低く、除脂肪体重が高ければ、見た目にも引き締まって見えます。

エネルギーを消費するためには、除脂肪体重はとても重要です。除脂肪体重を減らさない、むしろ増やすことが正しいダイエットといえるでしょう。

ブラックジンジャーは、基礎代謝量を増やし、除脂肪体重を増加させる働きがあるといわれています。さらに、エネルギーとして利用されにくい内臓脂肪や皮下脂肪を分解、燃焼してくれます。「除脂肪体重が増加→筋肉量、筋肉の質アップ→基礎代謝量アップ→余分な脂肪燃焼」これが正しい「ダイエットスパイラル」です。

除脂肪体重を維持しながら、体脂肪だけを燃焼させる。ブラックジンジャーは、効率的に体脂肪を減らしていくことができる「スーパーボタニカル」なのです。

おなかまわりの内臓脂肪・皮下脂肪を燃焼させる！

体重は標準なのに、おなかまわりの内臓脂肪が多い「隠れ肥満」が最近増えています。また、手足は普通なのに、おなかまわりにだけ脂肪がついてポッコリ出てしまうという悩みも少なくありません。一般的に、男性は内臓脂肪がつきやすく、女性は皮下脂肪がつきやすいといわれていますが、閉経前後の女性はエストロゲンの分泌量が減ることで、おなかまわりの内臓脂肪がつきやすくなります。

ブラックジンジャーには、気になるおなかまわりの脂肪を燃焼させる作用があります、ＢＭＩ値が24～30の被験者76名がブラックジンジャー抽出物１５０㎎（１粒）を12週間摂取する試験では、おなかまわりの内臓脂肪面積、皮下脂肪面積が有意に減少するというデータが得られました。

腹部脂肪面積の変化量の推移

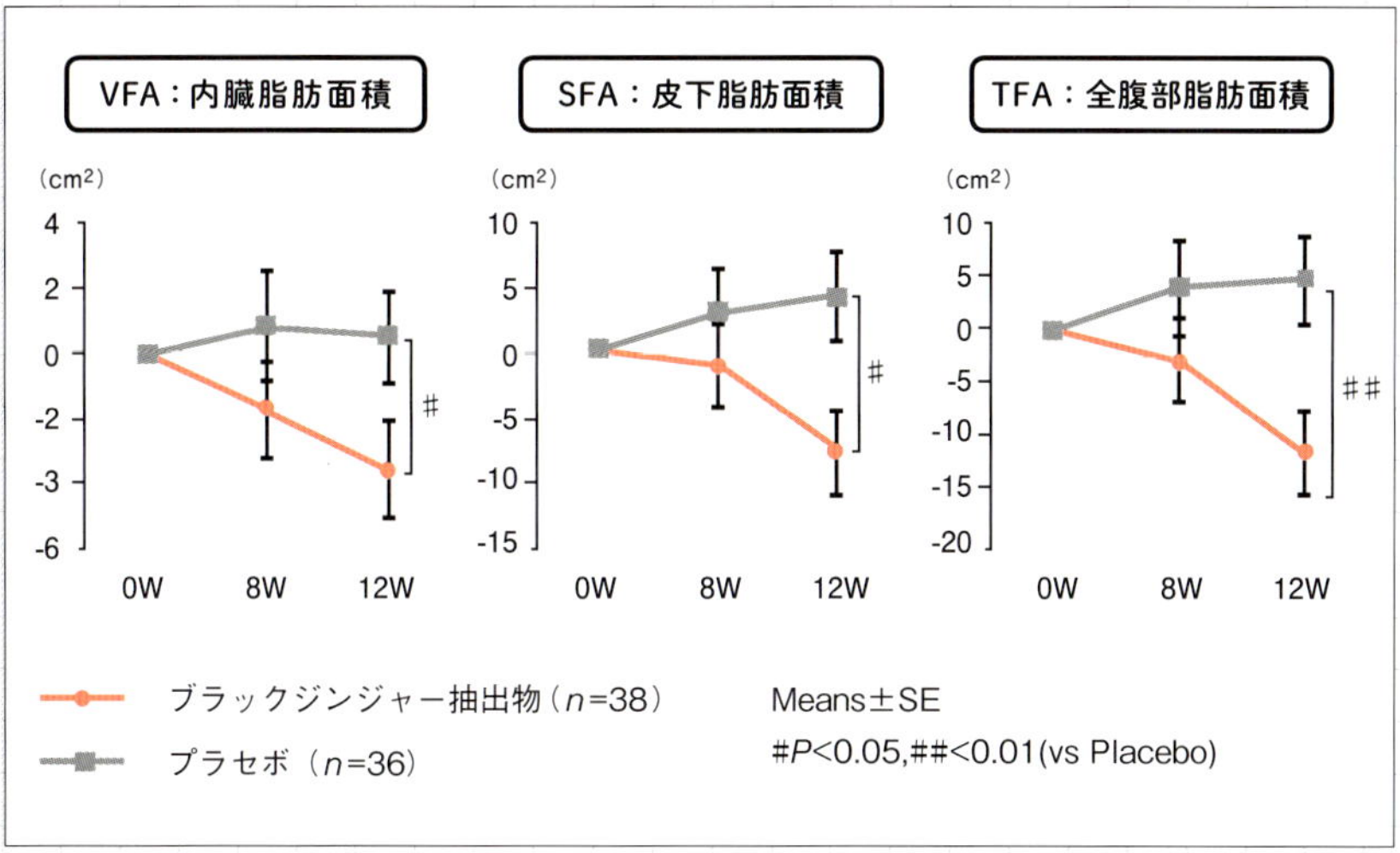

出典：Diabetes Metab Syndr Obes 2018, 11: 447-458より改変

ブラックジンジャー抽出物摂取で内臓脂肪面積、
皮下脂肪面積、全腹部脂肪面積のすべてが有意に減少。

脂肪を効率的に燃焼させて血中の中性脂肪もダウン！

私たちの体が活動するときは、脂肪や糖がエネルギー源として使われます。最近、行われたヒトによる代謝試験では、ブラックジンジャーを摂取することで、運動時にエネルギー源として脂肪の利用効率が高まるという結果が得られています。また、ブラックジンジャーを継続的に摂取することで、生活習慣病リスクを高める血中中性脂肪を有意に減少させる作用があることも明らかになりました。

安静時と運動時の呼吸商の変化量（ΔRQ）

呼吸商とは、酸素消費量と二酸化炭素排出量の割合のこと。脂肪と糖では分解に必要な酸素消費量と二酸化炭素排出量の割合が異なるので、呼吸商を求めることで用いたエネルギー源の種類がわかる。

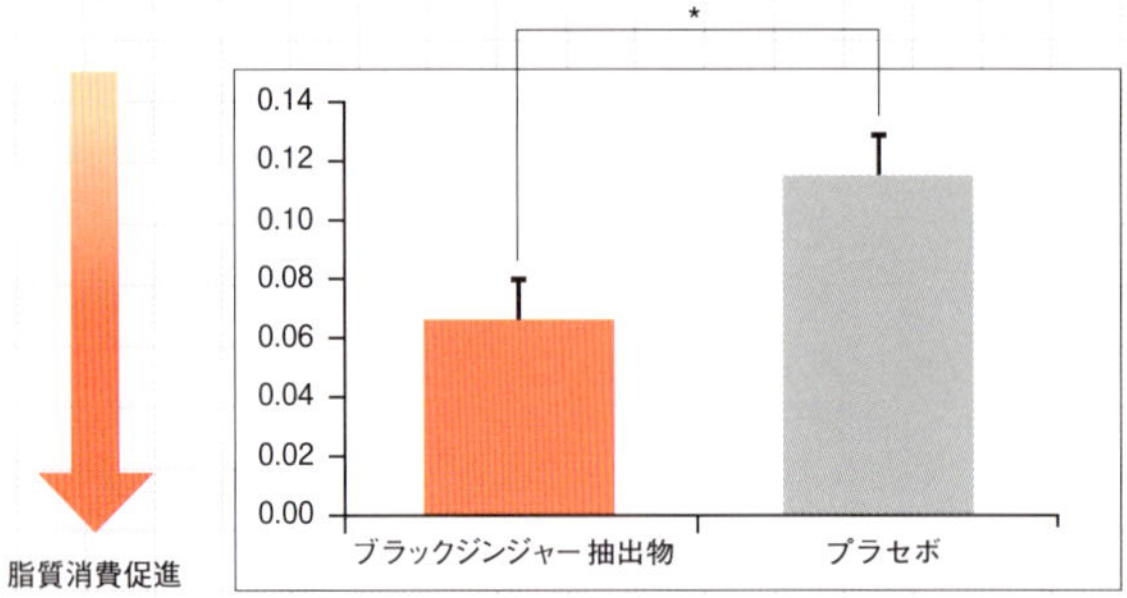

mean ± S.E.,　*p<0.05 (Dunnett's test)

出典：薬理と治療 2016, 44: 1757-1762より改変

エネルギー源として脂肪が消費されると呼吸商の値は低くなります。

Column

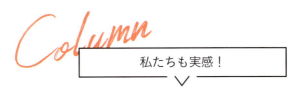

私たちも実感！

「ブラックジンジャー」の脂肪燃焼効果

2カ月でベルトの穴が奥に2つ縮まり、おなかまわりの脂肪が減ったように思う。（Aさん／40代）

上半身が筋肉質になった気がする。体全体が引き締まった感じがする。（Bさん／30代）

いつも悪かった血液検査の数値が、ブラックジンジャー摂取後の健康診断でまったく問題なくなっていた。（Cさん／40代）

食べることを我慢しなくていいので、無理なく続けられた。（Dさん／30代）

ウエストまわりがかなり締まり、去年つくったスーツのウエストがゆるくなった。（Eさん／20代）

4章

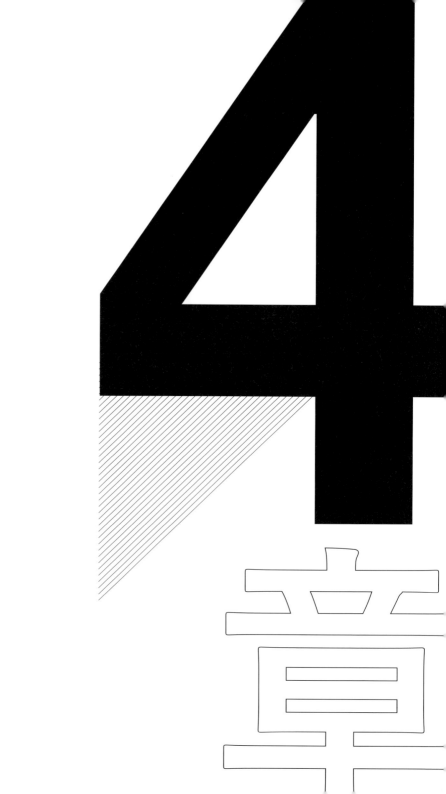

Recipe

ブラックジンジャー

RECIPE 10

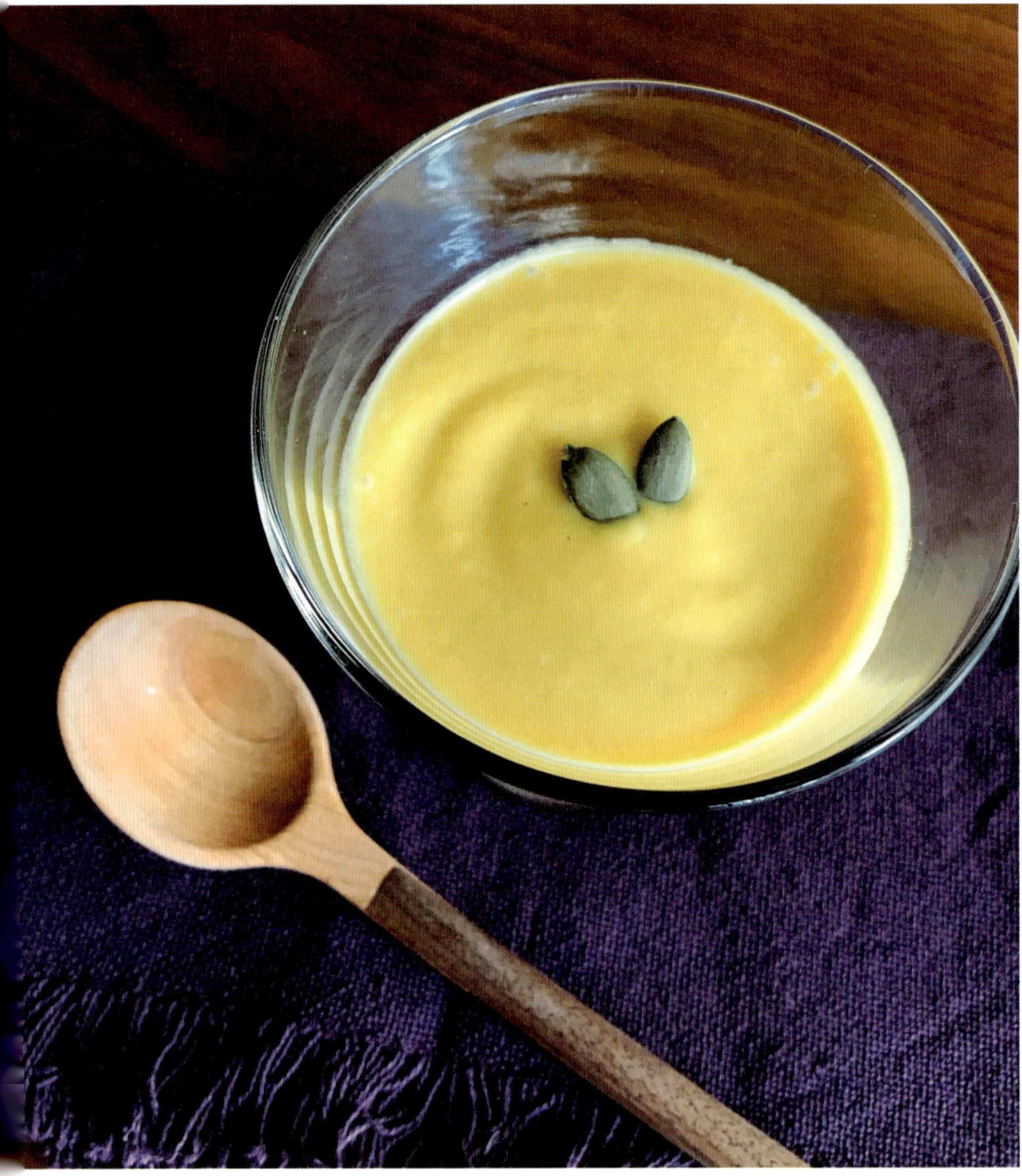

BLACK GINGER
RECIPE
1

かぼちゃの冷製スープ

材料《4人分》

かぼちゃ……350g
玉ねぎ……1/2個
バター……10g
水……カップ1
牛乳（豆乳でもよい）……300cc
塩……少々
砂糖……小さじ1
ブラックジンジャー……小さじ1/4

トッピング……パンプキンシード、生クリーム

つくり方

1 かぼちゃは皮をむいて茹でやすい大きさにカットしておく。
2 玉ねぎは薄切りにしておく。
3 熱したフライパンにバターを入れ2の玉ねぎを炒める。
4 3がしんなりとしたら1のかぼちゃを入れ、水を加えて蓋をして茹でる。
5 かぼちゃがやわらかくなったら火を止め粗熱をとる。
6 ミキサーに5と牛乳を一緒に入れ、混ぜる（ミキサーの大きさによっては数回に分ける）。
7 6を鍋に移して火にかけ、塩、砂糖、ブラックジンジャーを入れて混ぜる。
8 味が整ったら容器に移し、冷蔵庫で冷やす。
9 器に盛り付けたらパンプキンシード、生クリームで飾り完成。

＊かぼちゃが甘い場合は砂糖を省きます。
＊かぼちゃの皮も一緒に茹でてミキサーにかけてもいいですが、色をきれいにしたい場合は皮をむきます。

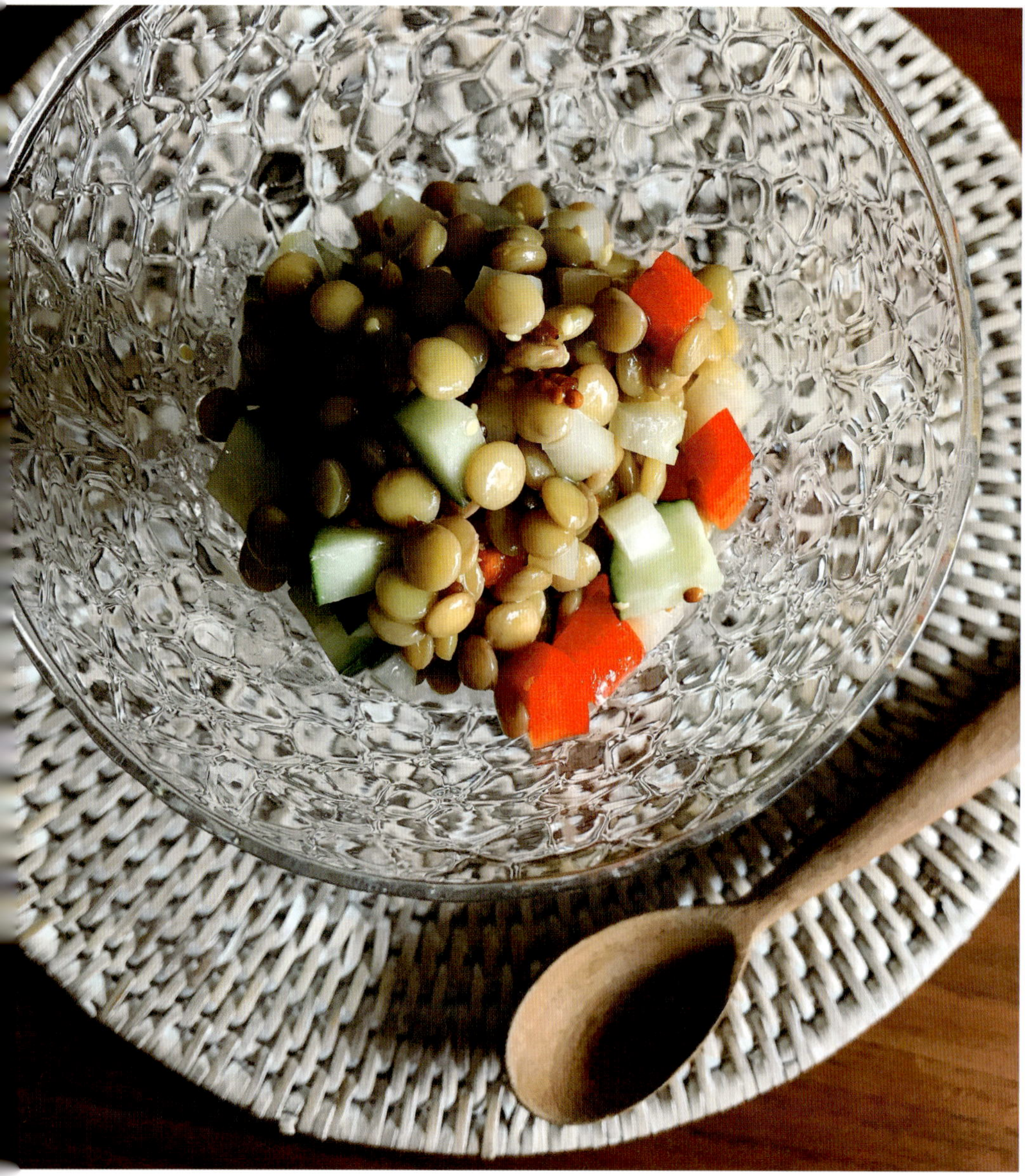

BLACK GINGER
RECIPE
2

レンズ豆のサラダ

材料《4人分》

レンズ豆……50g
セロリ……30g
赤パプリカ……30g
きゅうり……30g

ドレッシング

白ワインビネガー……大さじ 1
オリーブオイル……大さじ 1
レモン汁……大さじ 1
塩……小さじ 1/4
はちみつ……小さじ 1
粒マスタード……小さじ 1
ブラックジンジャー……小さじ 1/4

つくり方

1 レンズ豆は洗ってから茹でる。茹で上がったらざるにあげる。
2 ドレッシングの材料をボウルに入れ、混ぜる。
3 セロリ、赤パプリカ、きゅうりは 5mm くらいの角切りにする。
4 レンズ豆の粗熱がとれたらボウルに入れ、3と2を加えて混ぜ合わせる。
5 4を冷蔵庫に入れ、最低 1 時間は冷やす。
6 冷えてしっかり味がなじんだら、お皿に盛り付けて出来上がり。

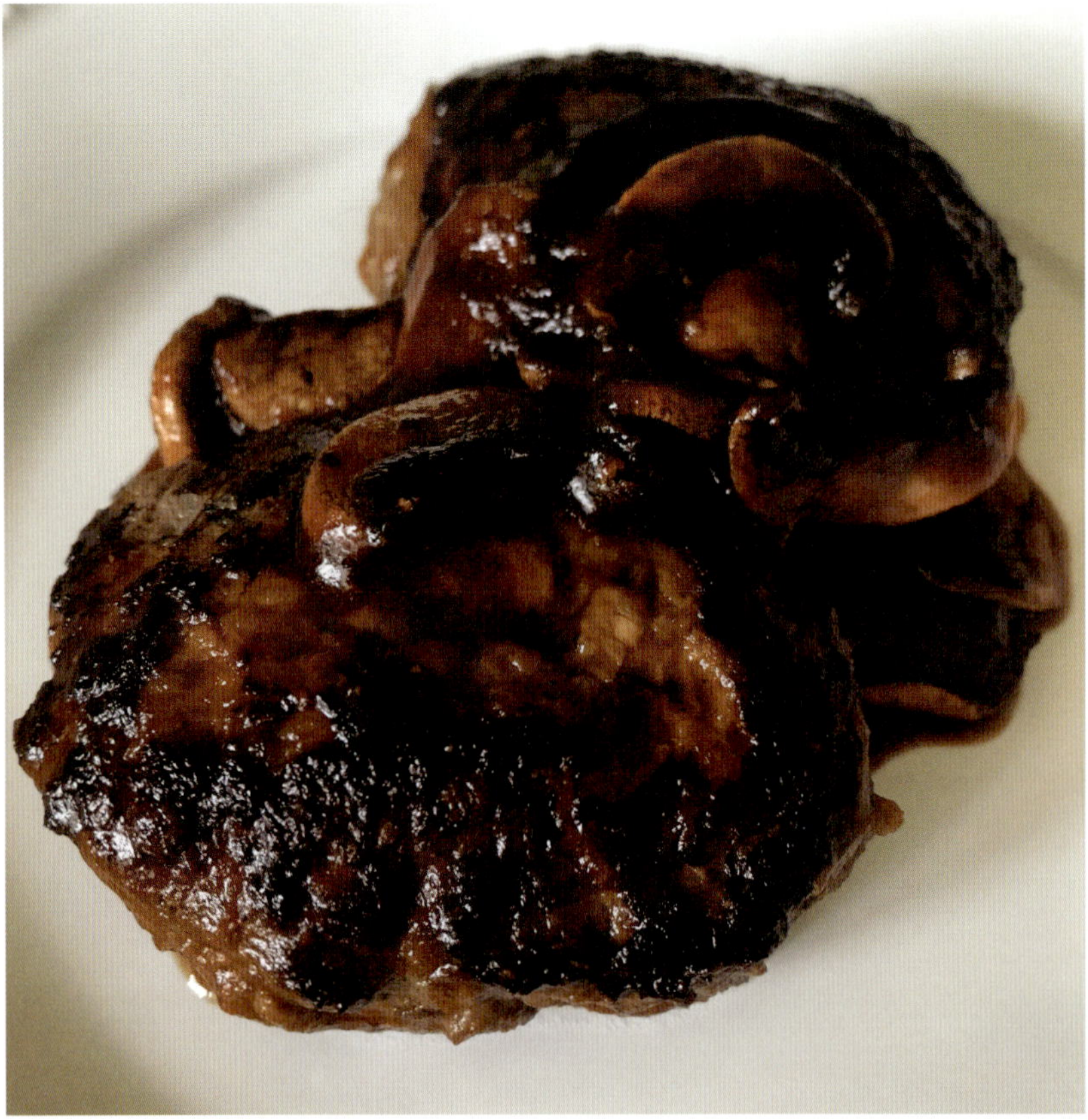

BLACK GINGER
RECIPE
3

ハンバーグ

材料《2人分》

小町麩……5～8個
牛乳……80cc
玉ねぎ……大1個
菜種油……大さじ1
クミン……小さじ1
ブラックジンジャー……小さじ1/4
合挽き肉……400g
卵……1個
塩麹……小さじ1

ソース

マッシュルーム……4～5個
ケチャップ……大さじ2
ウスターソース……大さじ2
赤ワイン……大さじ2

つくり方

1 小町麩を牛乳にひたしてやわらかくしておく。
2 玉ねぎをみじん切りにする。
3 熱したフライパンに菜種油を入れ、2を入れてしんなりするまで炒めたら、クミンとブラックジンジャーを加えてさらに炒める。
4 ボウルに合挽き肉と溶いた卵を入れ、1と塩麹を加えて混ぜる。
5 3の粗熱がとれたら4に加え、粘りが出るまでしっかりこねる。
6 5を4等分して丸く成形する。中央にはくぼみをつける。
7 熱したフライパンに油をひき、6を焼く。
8 両面をしっかり焼いたらフライパンから取り出す。
9 8のフライパンにスライスしたマッシュルームとケチャップ、ウスターソース、赤ワインを入れ、煮詰める。煮詰まったらハンバーグを戻して、ソースを絡めたら出来上がり。

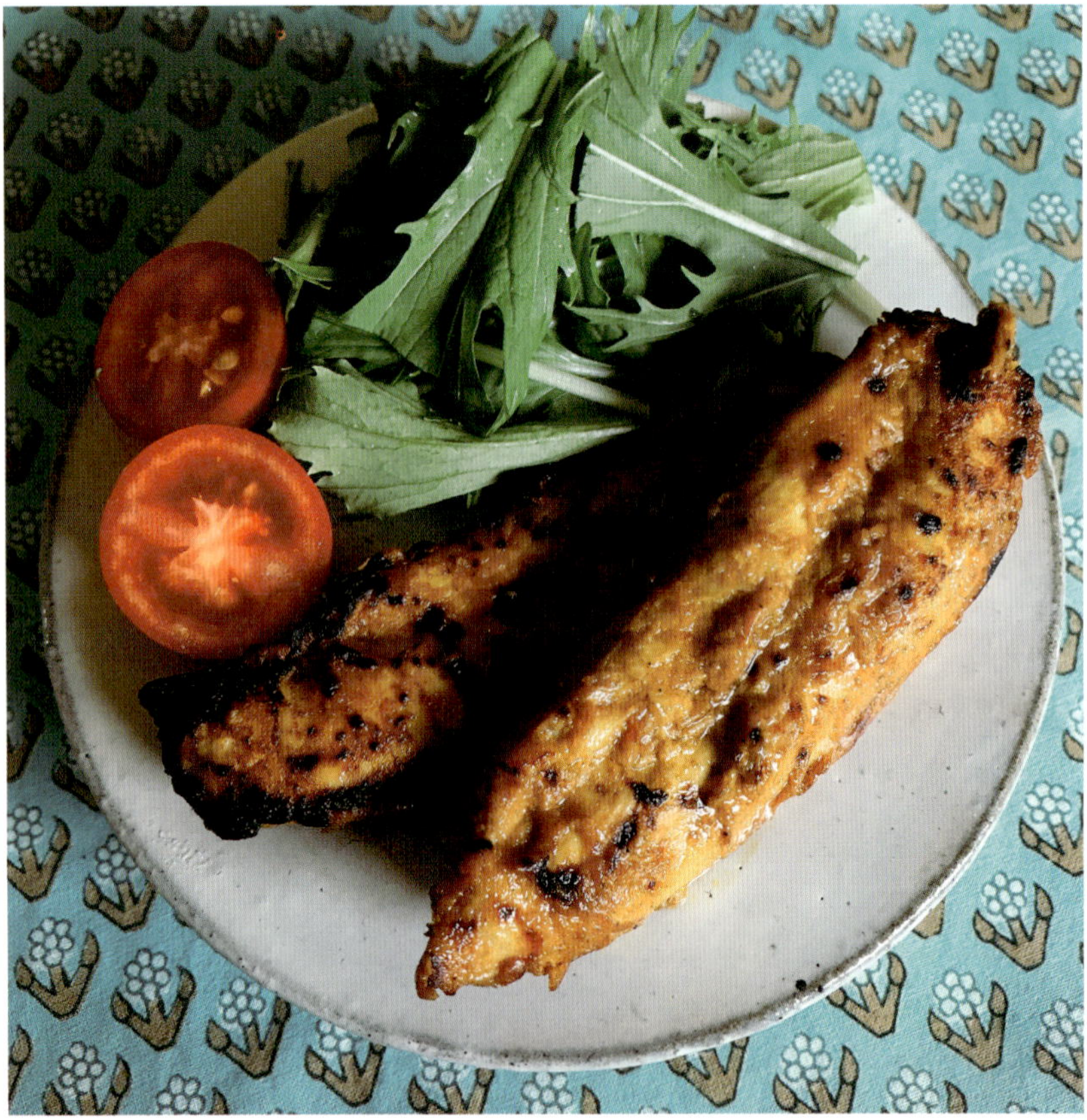

BLACK GINGER
RECIPE
4

タンドリーチキン

材料《4人分》

鶏ささみ……4本

つけだれ

- ニンニク……1かけ
- ショウガ……1かけ
- ヨーグルト（無糖）……100g
- ケチャップ……大さじ2
- オリーブオイル……大さじ1
- カレー粉……小さじ2
- 塩、こしょう……少々
- ブラックジンジャー……小さじ1/4

つくり方

1. 鶏ささみはスジをとる。
2. ニンニクとショウガをすりおろし、ボウルに入れる。
3. 2に残りのつけだれの材料をすべて入れ、混ぜ合わせる。
4. 1に3をからめ、食品保存用袋などに入れて漬け込む（お好みで1日〜3日ほど）。
5. 4のささみの表面のたれを少し落とし、グリルで表面（両面）に焦げ色がつくまで焼く。
6. お皿に盛り付けて出来上がり。

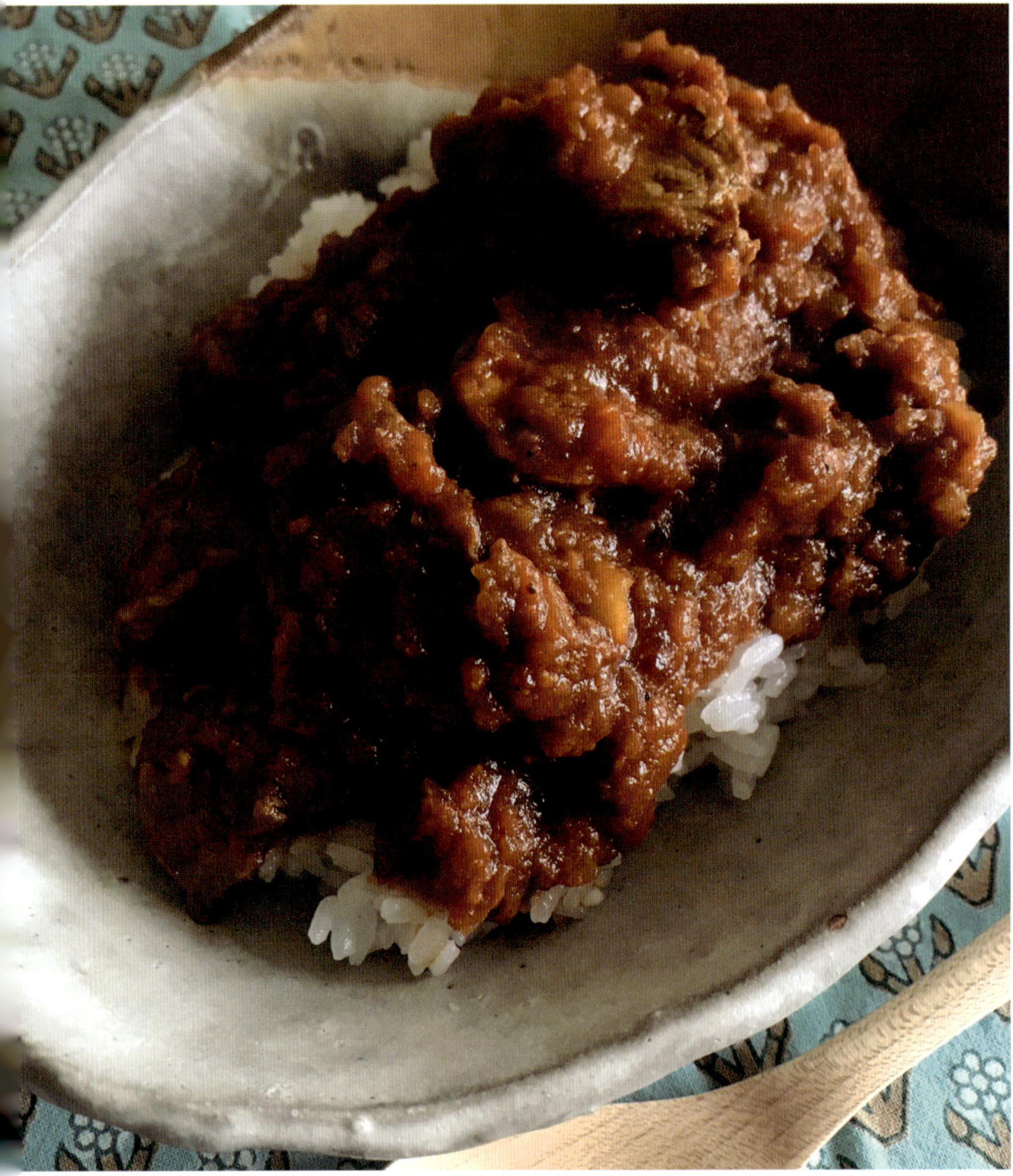

BLACK GINGER

RECIPE

5

ポークカレー

材料《4人分》

豚肉ブロック……500g
塩……少々
こしょう……少々
玉ねぎ……大1個
オリーブオイル……大さじ1
ニンニク……2～3かけ（約20g）
ショウガ……1かけ（約20g）
水……100cc
トマト缶（ホール）……1個
砂糖……小さじ2
湯……500cc
カルダモン……3粒
クローブ……3～4粒

カレースパイス

a
- ブラックジンジャー…小さじ1
- ターメリック…小さじ1/2
- クミン…小さじ1
- コリアンダー…小さじ1
- カイエンペッパー…少々

塩……小さじ1

つくり方

1. 豚肉を一口大に切り、塩、こしょうをする。
2. 玉ねぎをみじん切りにする。熱したフライパンにオリーブオイルを入れ、玉ねぎを炒める。
3. ニンニクとショウガをすりおろし、水に入れる。
4. 2の玉ねぎがしんなりしてあめ色になったら3を入れ、水分がなくなるまで炒める。
5. トマト缶をミキサーにかける。
6. 4に5を入れ、水分がなくなるまで炒める。
7. 6に **a** を入れていく。ひとつずつ順番に入れ、そのつど混ぜる。最後に塩を加える。【カレーペーストの出来上がり】
8. 1を6に入れ、砂糖を加えて炒める。
9. 肉の色が変わってきたら湯を入れ、カレーペーストを加える。
10. 9にカルダモン、クローブを入れ、弱火で30分ほど煮込んだら出来上がり。

＊カルダモンとクローブは、食べる前に取り除いておいた方がよい。

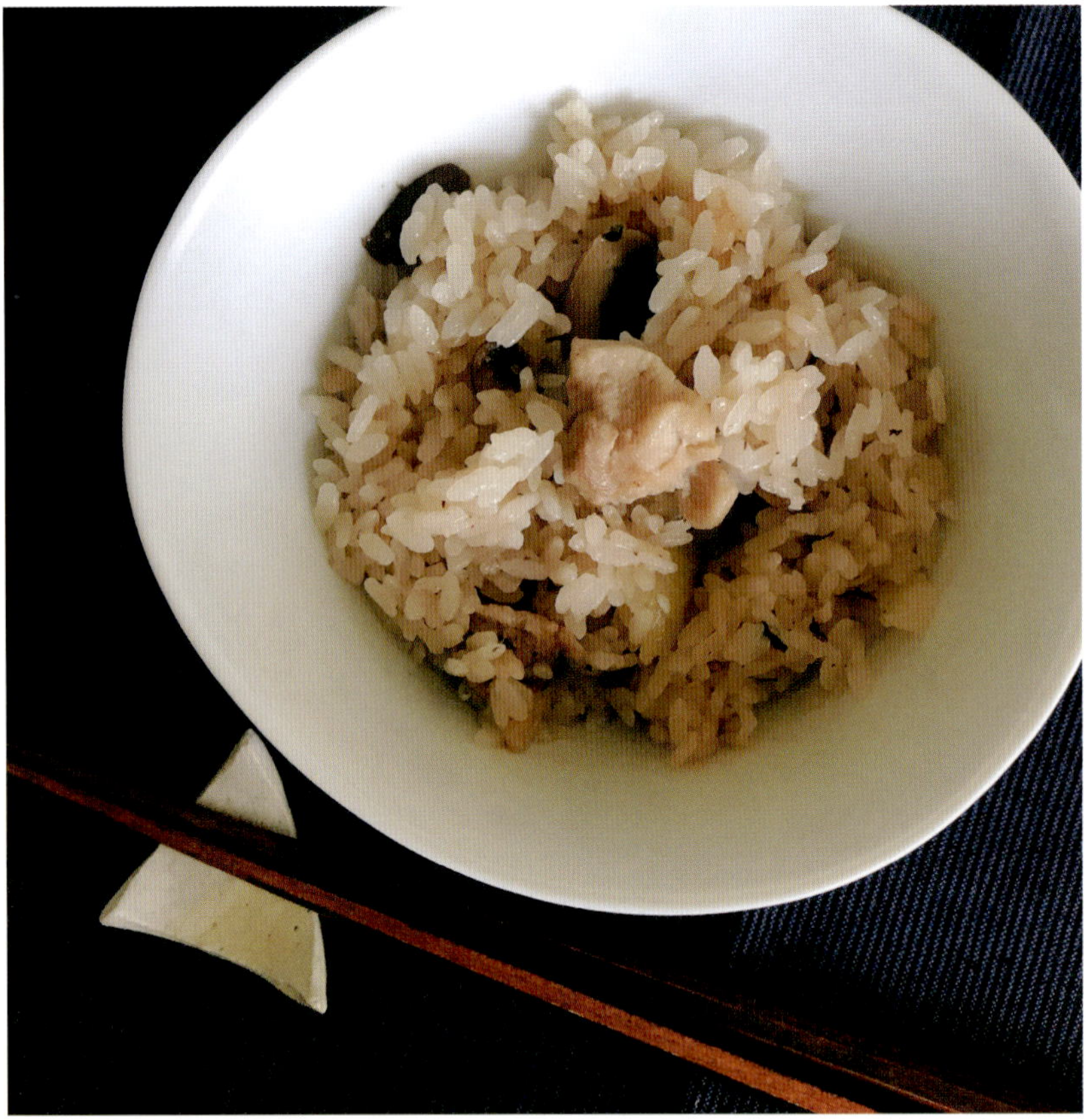

BLACK GINGER
RECIPE
6

バターチキンの炊き込みごはん

材料《4人分》

米……2合
鶏肉……150g
マッシュルーム……4個
玉ねぎ……1/2個
ニンニク……1かけ
バター……15g
薄口醤油……小さじ1
ブラックジンジャー……小さじ1/4
鶏ガラスープ……150cc
酒……大さじ1
水……120cc

つくり方

1. 米を研いでざるにあげておく。
2. 鶏肉は2cm角ぐらいに切る。
3. マッシュルームは薄切り、玉ねぎは角切りにしておく。
4. 熱したフライパンにバターを溶かし、スライスしたニンニクと2を入れ、3を加えて炒める。
5. 玉ねぎがしんなりしてきたら、薄口醤油とブラックジンジャー、鶏ガラスープ、酒を入れてしばらく煮る。
6. 炊飯器に米を入れ、水と5を入れて炊く。
7. 炊き上がったらしっかり混ぜる。お皿に盛って出来上がり。

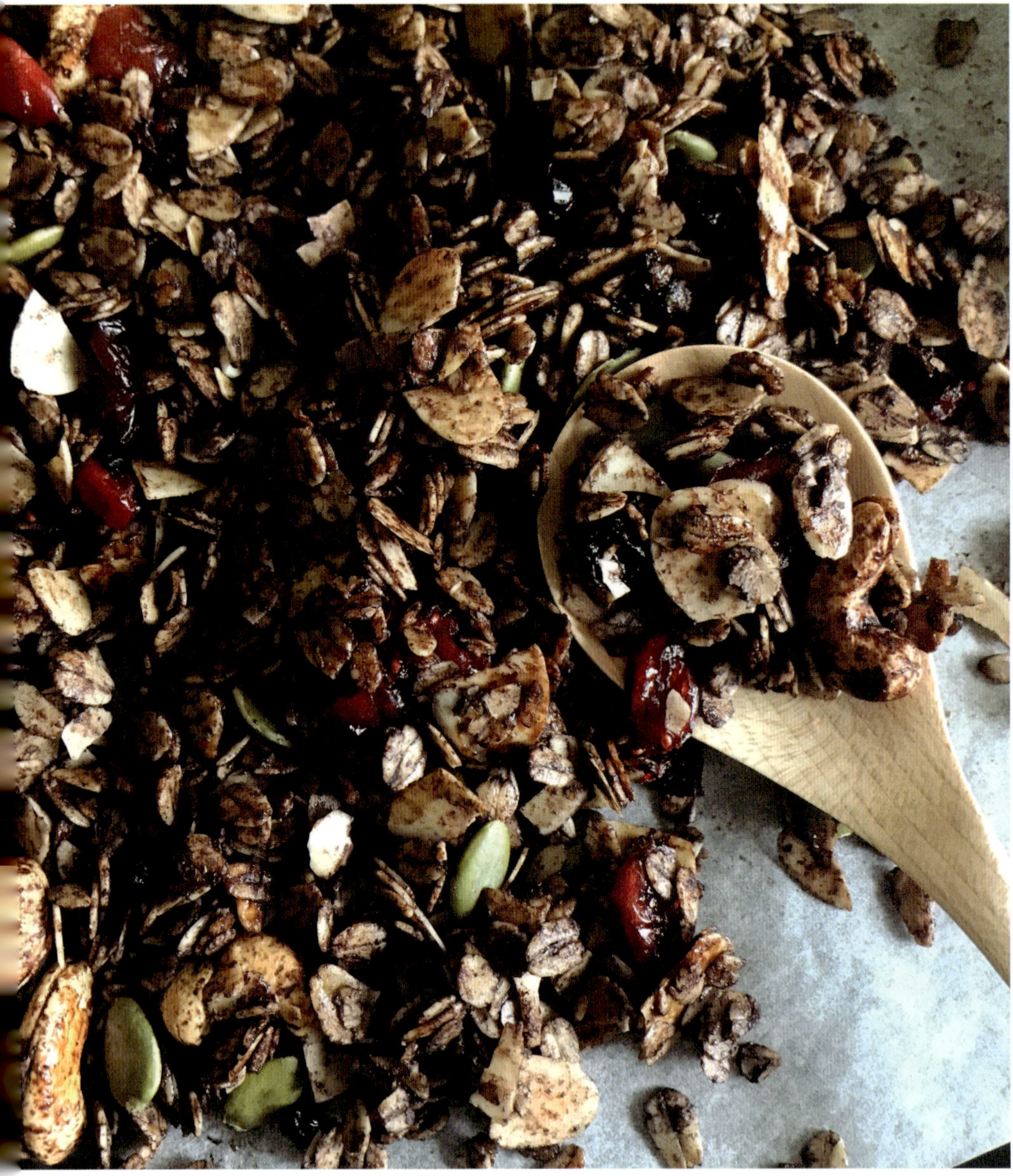

BLACK GINGER
RECIPE
7

グラノーラ

材料《4人分》

オートミール……100g
生アーモンドスライス……20g
生カシューナッツ……20g
オリーブオイル……大さじ2
はちみつ……20g
ココア……5g
ブラックジンジャー……小さじ1/4
ローストパンプキンシード……10g
ミックスベリー……35g

つくり方

1. アーモンドスライスをビニール袋に入れ、手でもみほぐして細かくする。
2. ボウルにオートミール、1のアーモンド、カシューナッツ、オリーブオイル、はちみつ、ココア、ブラックジンジャーを入れ、混ぜ合わせる。
3. オーブンは150度に予熱しておく。
4. 天板にクッキングペーパーを敷き、その上に2を広げる。
5. 150度で30分焼く。10分ごとにオーブンから出して全体を混ぜる。
6. 焼き上がったらローストパンプキンシード、ミックスベリーを加え、混ぜる。
7. そのまま冷ましたら出来上がり。

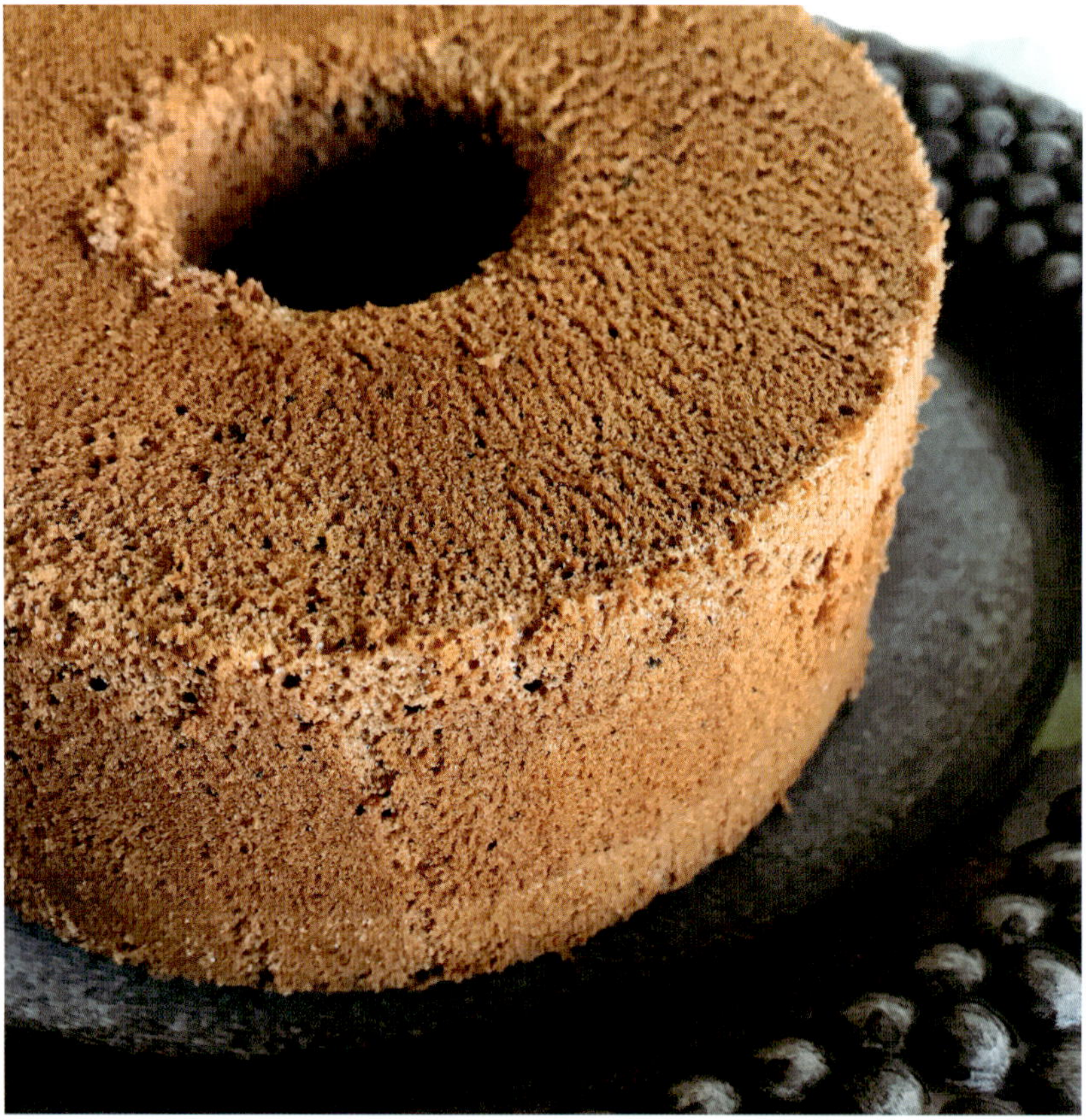

BLACK GINGER
RECIPE
8

シフォンケーキ

材料《4人分》

卵……4 個
小麦粉……80g
無糖ココア……20g
ブラックジンジャー……1g
ベーキングパウダー……小さじ 1/2
砂糖……70g
牛乳（あるいは豆乳）……80cc
オリーブオイル……50cc

つくり方

1 卵を卵白と卵黄に分け、卵白は冷蔵庫で冷やしておく。
2 小麦粉、ココア、ブラックジンジャー、ベーキングパウダーを一緒にしてふるいにかける。
3 1の卵白をハンドミキサーで軽く混ぜ、砂糖 1/2 を加えてしっかり混ぜる。
4 3を、角が立ち、先が少し倒れるくらいまで混ぜたら、冷蔵庫で冷やしておく。
5 牛乳を人肌程度に温めておく。
6 1の卵黄に残りの砂糖を入れてハンドミキサーで混ぜ、白っぽくなってきたら5を加えてさらに混ぜる。
7 オーブンを 170 度に予熱しておく。
8 6にオリーブオイルを少しずつ入れながら混ぜる。
9 8に2の粉類を 3 回に分けて入れながら、混ぜる。
10 9に4のメレンゲを 3 回に分けて入れ、混ぜていく。
11 型に10の生地を流し入れたら、型を 15cm ほどの高さから 2 ～ 3 回軽く落とす。
12 オーブンに入れて 170 度で 40 分焼く。
13 焼き上がったら逆さにして冷ます。冷めたら型にナイフを入れ、生地を型から外していく。

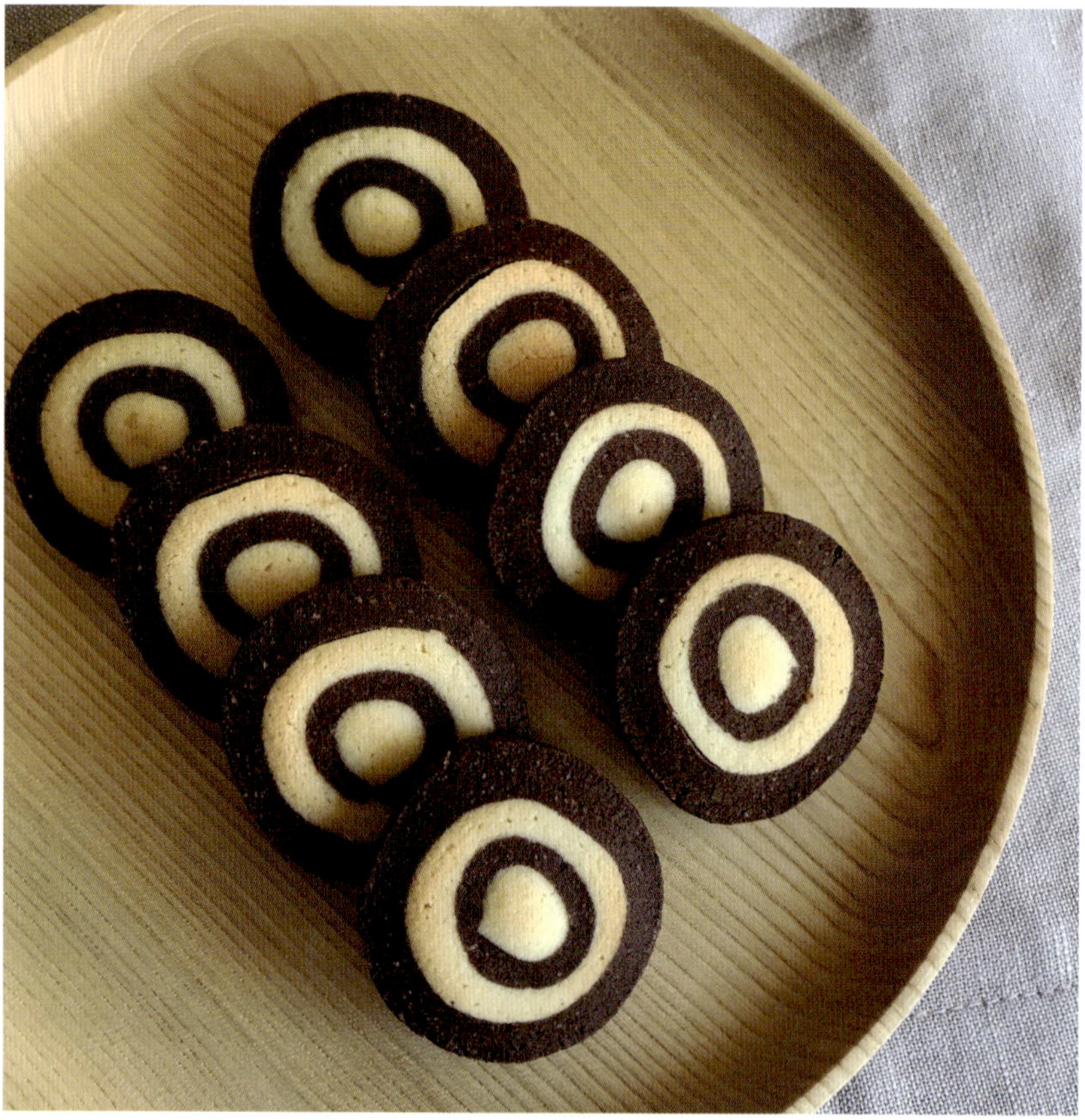

BLACK GINGER
RECIPE
9

アイスボックスクッキー

材料《8 個分》

バター生地

無塩バター……50g
粉砂糖……35g
全卵……13g
塩……ひとつまみ

【白・プレーン】

バター生地……40g
薄力粉……35g
アーモンドパウダー……10g

【黒・ココア】

バター生地……50g
薄力粉……45g
アーモンドパウダー ……10g
ココアパウダー……小さじ 2
ブラックジンジャー……小さじ 1/2

つくり方

1 バターは常温に戻しておく。
2 柔らかくなったバターをゴムベラで混ぜ、ふるった粉砂糖を入れミキサーで混ぜる。
3 2がしっかり混ざったら溶いた卵と塩をひとつまみ加えて混ぜる。
4 3のバター生地に薄力粉、アーモンドパウダーをふるいながら加え、粉っぽさがなくなるまで混ぜる。【プレーン生地の出来上がり】
5 3のバター生地に薄力粉、アーモンドパウダーをふるいながら加え混ぜる。
6 5にココアパウダーとブラックジンジャーをふるいながら入れ、粉っぽさがなくなるまで混ぜる。【ココア生地の出来上がり】
7 4のプレーン生地と6のココア生地をラップに包み形を整えて冷蔵庫で冷やす。
8 冷えて固まった生地を成形する。中心はプレーン生地で半径 1cm、長さ 8cm の円柱をつくる。
9 ココア生地を厚さ 5mm ほどにのばし、長さ 8cm にカットし、8のプレーン生地に巻いていき、1 周したところでカットする。
10 プレーン生地を厚さ 5mm ほどにのばし、長さ 8cm にカットし、9の生地に巻いていき、1 周したところでカットする。
11 9、10の要領で繰り返しココア生地を厚さ 5mm、長さ 8cm にカットし、10の生地に巻いて 1 周したところでカットする。
12 出来上がった生地をラップに包んで冷蔵庫で冷やす。
13 12の生地を 5 ～ 8mm の厚さにカットし 170 度のオーブンで 15 ～ 20 分焼く。

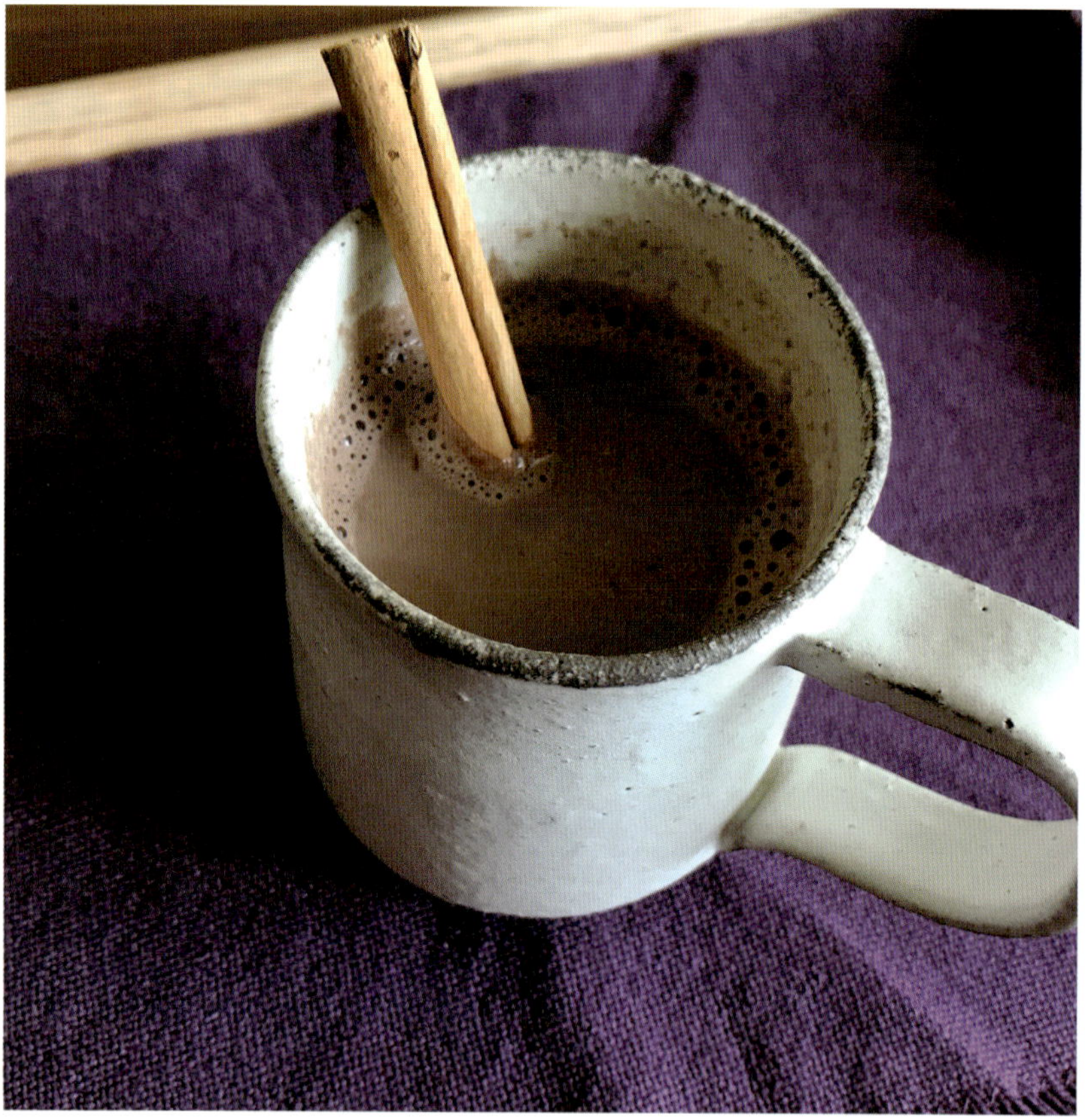

BLACK GINGER
RECIPE
10

ココア

材料《1人分》

牛乳……250cc
砂糖……小さじ2
ココア……小さじ2
ブラックジンジャー……小さじ1/4
シナモンスティック……1本

つくり方

1 小さな鍋に牛乳、砂糖、ココア、ブラックジンジャーを入れて混ぜる。
2 1を火にかけ、沸騰する直前で火を止める。
3 カップに注ぎ、シナモンスティックで混ぜ香りをつける。

＊シナモンスティックはシナモンパウダーにしてもOK！

Epilogue

おわりに

ここまで読んでくださってありがとうございました。「ブラックジンジャー」という植物の素晴らしさについて知っていただき、興味を持っていただけたら幸いです。

私たち「ブラックジンジャー研究班」は、美容・健康関連のメディアで活動している編集者やライターを中心に結成されました。

私たちは、普段からさまざまな媒体で、誰もがよく知っている植物から、まだ世間ではあまり知られていないけれど美容や健康に役立つパワーを秘めている植物まで、さまざまな植物の最新情報を、エビデンスを重視しながらご紹介しています。

今回、ブラックジンジャー研究班を立ち上げたのは、近年、ダイエットではある程度認知されているブラックジンジャーの優れたもう一つの側面、筋肉増強作用について、もっとみなさんに知ってもらいたいと思ったからです。

今回、この本を制作するにあたり、取材や試験データなどの資料提供で丸善製薬株式会社に多大なご協力をいただきました。東大晃さん、三阪寿則さん、林原直樹さん、島田佳侍さん、石原浩平さんのサポートに感謝致します。また、研究開発本部の桑原浩誠さん、吉野進さん、阿波里佳さんには、エビデンスに基づいた大変興味深いお話を伺うことができました。この場を借りて心からお礼を申し上げます。

本書が、筋肉をもっと増やしたい方、余分な脂肪を燃やして健康になりたい方、将来のロコモ予防をしたい方の一助となれば、こんなにうれしいことはありません。

２０１８年10月

ブラックジンジャー研究班

ブラックジンジャー研究班

植物の力で美しく、健康になるための情報を楽しく、わかりやすく発信するために、美容・健康関連のメディアで活動している編集者、ライターを中心に結成。それぞれが植物における研究テーマを持つなかで、今回「ブラックジンジャー研究班」が立ち上がった。世の中にあふれる美容・健康系の情報のなかでも、きちんとした根拠のある最新の情報を発信することを目的に活動している。

◉ レシピ制作／公門秋絵

◉ 装丁・本文デザイン／中野一弘・中野 妙

◉ 執筆協力／佐治 環

◉ 構成・編集／ブエノ

ブラックジンジャーで 育筋・美筋・強筋

2018年10月30日 第1刷発行

編　著　ブラックジンジャー研究班
学術監修　丸善製薬株式会社

発行者　石田伸哉
発行所　株式会社コスモの本
〒167-0053 東京都杉並区西荻南 3-17-16 加藤ビル 202
TEL 03-5336-9668　FAX 03-5336-9670
URL http://www.cosmobooks.com

印刷・製本　株式会社シナノパブリッシングプレス

ISBN 978-4-86485-039-1　C0077